国家出版基金项目

盲人按摩师职业技能提高丛书

张欣 主编

欧式按摩技法精髓

中国盲文出版社

图书在版编目（CIP）数据

欧式按摩技法精髓／张欣主编. —北京：中国盲文出版社，
2012. 8
（盲人按摩师职业技能提高丛书）
ISBN 978 - 7 - 5002 - 3876 - 8

Ⅰ.①欧…　Ⅱ.①张…　Ⅲ.①按摩—基本知识—欧洲
Ⅳ.①R454.4

中国版本图书馆 CIP 数据核字（2012）第 207178 号

欧式按摩技法精髓

主　　编：张　欣
出版发行：中国盲文出版社
社　　址：北京市西城区太平街甲 6 号
邮政编码：100050
电　　话：（010）83190019
印　　刷：北京中科印刷有限公司
经　　销：新华书店
开　　本：787×1092　1/16
字　　数：218 千字
印　　张：21
版　　次：2012 年 8 月第 1 版　2012 年 8 月第 1 次印刷
书　　号：ISBN 978 - 7 - 5002 - 3876 - 8/R·600
定　　价：22.00 元

出版说明

　　为了满足广大盲人按摩师提高职业技能、强化能力建设的需要，在国家出版基金的大力支持下，我们组织编写了这套《盲人按摩师职业技能提高丛书》。

　　近几十年来，随着经济社会发展和人们康复保健意识的不断提高，社会对保健、医疗按摩人员的需求不断增长，数以百万计的健全人进入按摩行业，使得该领域的竞争日趋激烈，盲人按摩师面临越来越严峻的挑战。为了帮助盲人按摩师更好地适应日益升级的市场竞争，本丛书着眼于强化盲人按摩师的综合能力建设，旨在充实盲人按摩医疗知识储备、丰富盲人按摩手法和技法，以便帮助广大盲人按摩师更好地提高理论水平和实践技能，推进盲人按摩事业科学健康发展。

　　本套丛书共计 23 种，内容包括以下 5 个方面：第一，总结盲人按摩专家特色技法经验，挖掘与整理我国近 50 年来较具代表性的百位盲人按摩专家的特色技法，为盲人按摩师提供宝贵借鉴，如《百位盲人按摩师特色技法全书》；第二，着眼于提高临床按摩技能，深化盲人按摩师临床技能培训，如《颈肩腰腿病名家按摩技法要旨》、《内科按摩名家技法要旨》、《妇科按摩名家技法要旨》、《儿科按摩名家技法要旨》及《医疗按摩误诊误治病案总结与分析》；第三，挖掘与整理古今按摩学理论与实践经验，夯实盲人按摩师专业功底，如《古代经典按摩文献荟萃》、《中国按摩流派技法精粹》、《名家推拿医案集锦》及《现代名家按摩技法总结与研究》；第四，强化盲人按摩师综合能力建设，消除盲人按摩师与患者的沟通障碍，如《盲人怎样使用计算机》、《盲人按摩师综合素质培养》及《盲人按摩师与患者沟通技巧》；第五，拓宽盲人按摩师视野，为盲人按摩师掌握相关知识和技能提供帮助，如《实用康复疗法手册》、《美容与减肥按摩技法要旨》、《美式整脊疗法》、《亚洲各国按摩技法精髓》与《欧式按摩技法精髓》。

　　本丛书编撰过程中，得到中国盲人按摩指导中心、中国盲人按摩协会、中国中医科学院、中国康复研究中心、北京中医药大学、长春中医药大学、辽宁中医药大学、黑龙江中医药大学、天津中医药大学、中山大学、北京按摩医院等专业机构相关专家的指导和帮助，编委会成员、各分册主编和编者为本丛书的编撰付出了辛勤的劳动，在此谨致谢意。

　　鉴于本丛书集古今中外按摩学知识之大成，信息量大，专业性强，又是首次对全国数百位盲人按摩专家的经验进行系统挖掘和整理，在编写过程中难免存在不足甚或错漏之处，衷心希望各位读者在使用中给予指正，并提出宝贵意见，以便今后进一步修订、完善，更好地为盲人按摩师职业技能提高提供切实帮助。

《盲人按摩师职业技能提高丛书》编委会
2012 年 8 月

前　言

欧式按摩是起源于欧美国家，并在欧美广为流传的一种按摩方法，它借助按摩精油的润滑，在人体肌肉以及淋巴集中部位施以推、捏、拿、揉、搓、提、抹等手法，达到放松肌肉、减轻疲劳、疏通淋巴、排毒养颜的目的，是目前世界范围内比较流行的一种按摩形式。欧式按摩与中国传统按摩技术有着不同的特点，它建立在现代医学基础之上，以现代医学的科学理论为指导，并随近代医学理论的发展而逐渐成熟，独树一帜。

近年来，随着人们工作节奏日益加快和工作压力不断增加，越来越多的人处于亚健康状态。随着社会文明不断发展，人们的健康意识不断增强，追求健康、防患未然的医疗诉求越发强烈。欧式按摩以其操作简便、疗效显著、无副作用、无损伤性、感觉舒适等特点，越来越为人们所熟知和喜爱，各大养生保健会所、健身机构等纷纷开展相关服务项目，创造了良好的经济效益和社会效益。然而，伴随着欧式按摩风潮的兴起，部分从业人员操作手法生硬，理论基础薄弱，为欧式按摩发展带来了不和谐的音符，甚至造成了服务对象身体上的伤害。基于此，我们在总结多年从业经验的基础上，深入发掘欧式按摩的技法精髓，去粗取精，去伪存真，力争编写出一部集科学性、权威性、实用性、全面性、可读性于一体的学术专著，以期成为欧式按摩的从业者和广大按摩爱好者学习的必备书籍与重要参考书。

本书共分八章，第一章和第二章主要介绍欧式按摩的起源、发展现状及作用与特点；第三、四、五章主要介绍欧式按摩的操作手法、配用精油以及人体解剖等基础知识，这部分内容将为读者开展欧式按摩操作奠定基础；第六章和第七章主要介绍欧式按摩的操作套路与保健应用，这部分内容注重实用性，读者可以根据服务对象的身体状况开展相关按摩操作；第八章主要介绍欧式按摩的特色按摩方法，拓展了欧式按摩的内涵与外延。

　　本书在编写过程中，考虑到不同层次读者的阅读能力与学习需求，注重语言文字与内容取舍的科学性与通俗性，尽量减少使用晦涩难懂的医学术语，多使用深入浅出、通俗易懂的方式进行表达。同时，书中欧式按摩操作手法均采用线条图加以说明，欧式按摩操作套路则全部采用实践操作照片加以说明，图文并茂，清晰真实，好学易懂。

　　由于参编人员水平有限，本书在编写过程中难免出现不当之处，编委会衷心希望广大读者能够对本书提出宝贵意见，以便做出进一步修订，使其日臻完善。

《欧式按摩技法精髓》编委会

2012 年 8 月

目 录

第一章　欧式按摩的发展与现状

欧式按摩是多种治疗方法和技术的总称，是由专业技术人员采用水、专门的产品和各种不同的技术设备进行的治疗，目的在于改善、保持和促进人体的健康情况。欧式按摩采用水、精油、泥石等多种产品、设备，配合多样的按摩方式、手法，以达到改善健康状况和治疗疾病的目的。它不但可以帮助解除肌肉紧绷的感觉，排除痉挛现象，缓解肌肉疼痛，也可以促进血液循环，调整体态曲线，保持内在系统健康平衡，强化人体的免疫系统及器官的自愈能力。欧式按摩是建立在现代医学基础之上，与中国传统按摩技术有着不同的特点。尽管欧式按摩一直在吸收东方按摩技术的精华，但从没有放弃以现代医学的科学理论为指导，并随近代医学理论的发展而逐渐成熟并独树一帜。

一、欧式按摩的起源与发展

"按摩"在很早时期即被世界各地使用，并且被当做是一种"治疗的方式"留在早期的医疗记录中。欧洲按摩可追溯到古希腊时期，早在古希腊、古罗马时代，就存在关于对人体"触摩"的记载。古籍载有古希腊军队中盛行的以按摩手段疗伤治伤的论述，荷马叙事诗"奥德赛"中就曾描述在战争中受伤的士兵是如何依靠按摩恢复健康的。在历史的进程中，中国的传统按摩技术也影响着欧式按摩的发展，足底按摩在中国经历了各个朝代后，到了唐朝时传入日本，成为日本今日的"针灸"和"足心道"；到了元朝，足底按摩传入欧洲，并在欧洲一度掀起脚部按摩狂潮。现代医学逐渐发展起来以后，人们就开始使用按摩手法进行保健和疾病的防治；有关资料也记载着了莫克利特、苏格拉底、柏拉图、亚里士多德等古代名人谈及"触摩"之事。古代西方的医学理论是以希波克拉底的观点为代表，其主要建立在古希腊自然哲学四元素学说的基础上，提出"四体液学说"，用物质的变化来解释人体的生理、病理现象，在防治疾病方面，强调人与自然界、体内各部分之间互相协调的整体观念。他主张"自然疗愈理论"，认为身体本来就有"自然疗能"，"自然"是疾病的治疗者。他提倡充分应用如按摩等的自然疗法，认为"一生的主要责任是促进自然康复的趋势，而不是去阻拦它"。希腊人所强调的技术是希波克拉底首先描述的按摩技术，如治疗曾发生过肩关节脱臼的患者，他就记录到"必须缓和地搓揉肩部"。

古罗马继承了古希腊的传统，并将热水浴与按摩同时使用。罗马帝国的医生嘉蓝，写了很多关于按摩的文章，并记录了它可被使用的许多不同形式，是欧洲按摩发展史上的重要人物。因为他的文章，才使得"按摩及其他相关疗法"能在罗马帝国灭亡后被保留下来。嘉蓝曾强烈强调在战斗前战士们应该全身被揉搓至皮肤发红，以利战斗。凯撒大帝也曾经描述自己使用揉挤的方式治好了类似神经痛的症状。

此后，按摩虽然被陆续使用，但因欧洲随后进入了黑暗时期，许多早期的文明皆被摒弃，按摩的发展也受到了阻碍。

随着欧美国家的自然科学及医学理论体系发生较大变化，尤其是随着解剖生理学的出现，欧式按摩技术得到了很大发展。罗马时代最著名的医师盖伦，批判地继承了希波克拉底的学说，并在解剖生理方面超越了希波克拉底。盖伦有一段时期曾任角斗士的保健医生，他提出了9种按摩法，阐述了按摩、擦摩和捏揉肌肉的方法。像希腊人一样，他也把按摩列入士兵的身体训练中，把训练按摩与恢复按摩分开，并运用于赛前的准备按摩。据史料记载，盖伦擅长利用按摩中的"摩擦法"及柔和的按摩动作来治疗关节脱臼的病人。

现代医学从16世纪后摆脱盖伦医学的束缚，走向与自然科学相结合的道路。显微镜的发明与改进，使解剖学由宏观向微观发展，现代医学开始用局部的静止观点构筑自己的理论体系。欧式按摩的理论体系就是这个大体系的一部分。现代生理学、心理学以及临床医学的成就不断丰富了欧式按摩的内容。

现代的欧式按摩技术逐渐发展成为一种现代医学的物理疗法，它以解剖学、生理学、病理学等现代医学基础理论为基础，运用按摩手法治疗疾病。欧式按摩理论认为，人体受外界各种因素刺激产生疲劳、记忆力下降、内分泌失衡、血液循环系统及免疫能力下降等不适症状，均与人体神经敏感度降低有关。而人体的神经系统、血液循环系统又很脆弱及敏感，不适合大力推、压。所以欧式按摩推崇依据神经感应恢复原理，强调手法要轻柔，强调纯粹人工手技，从各方面综合调理身体机能和激素平衡，使身体恢复正常生理代谢功能。因此，借用的媒质是天然有机植物精油配合使用的不同配方精油，利用其高渗透性和对末梢神经产生的影响达到治疗作用。

发展至今，现代欧式按摩在理论上和时间上有两点发展倾向：一是内脏体表相关学说和"全息图模式"的出现；二是按脊疗法的流行。欧式按摩随着自然科学的发展，其学科发展出现了分裂现象，即产生了许多分支以后又各自独立发展。如按脊疗法、足底反射疗法以及异化了的带有特色的按摩等。

二、欧式按摩的发展现状

欧式按摩发展到今天，逐渐以临床按摩疗法为特色，并在按摩疗法的发展过程中吸收了生物力学、生理学及解剖学的知识，形成了区别于传统西医、整骨疗法、脊柱疗法和物理疗法的一门以软组织直接手法治疗为主的治疗方法。临床按摩疗法主要纠正肌肉的紧张，消除局部疼痛点，解除肌肉紧绷感觉，排除痉挛，促进血液循环，疏通淋巴阻塞；通过香薰精油和手法作用的结合，还可有效促进胃肠蠕动，消减脂肪囤积，调整体态曲线，促进肌肤充血增氧，利尿消肿，并对神经系统有镇静和调整作用，纠正错误的代偿性姿态等。

但由于不同的国家和地区有其各自的历史文化、人情风俗等，欧式按摩技术在不同的欧美国家也各具特色。比较具有代表性的当属瑞典式按摩，它是目前欧美国家最盛行的一种按摩项目，也是所有欧式按摩的基础。它从肌肉和主要淋巴着手，以排除毒素和缓解压力为目的，配合坚实、搓捏和圆揉的手法，以中度压力按摩，舒缓紧绷的肌肉、消除压力，吸引着无数人士享受它带来的舒缓和轻松。瑞典式按摩也是一种作用在软组织上的按摩，是结合滑与揉来改善循环、放松肌肉的按摩技巧，在神经、肌肉、呼吸系统和血液及淋巴循环系统上均有良好疗效。

　　随着医学的迅速发展，欧美发达国家的传统按摩技术越来越多地接受现代科学技术的改造，如用机械、光、电、热等能量形式和动力逐渐代替了单纯的手法按摩。然而近十多年来，随着全球性"回归自然"的呼声高涨，按摩作为一种非药物疗法又以其神奇的功用而逐渐再次引起人们的重视。

第二章　欧式按摩的特点与作用

欧式按摩虽然不断受到东方按摩技术，尤其是中国按摩技术的影响，但是始终坚持其自身的理论体系，即以现代解剖学、生理学、病理学、免疫学和生物力学等为基础，在手法应用和按摩方式上大胆创新，不仅在医疗机构中与物理疗法密切配合，而且将之应用于美容、沐浴、健美、旅游、休闲、娱乐、家庭等许多场合，并不断与现代化科学技术的发展相结合。

一、欧式按摩的特点

欧式按摩以现代医学理论为指导，重视局部对症治疗，以放松肌肉为主，重视四肢按摩，多用抚摸、揉捏等放松舒适的按摩手法，同时强调外部环境的舒适，如按摩中配以音乐等。

首先，欧式按摩的操作多是沿肌纤维走行方向、淋巴走行方向、血管走行方向按摩为主。欧式按摩非常强调对肌肉的按摩，常使用捏拿等手法对全身肌肉，尤其是四肢肌肉，进行刺激，使之产生酸、胀、麻、痛以及欣快、轻松的感觉。实践证明，捏拿肌肉可以放松紧张的情绪、消除疲劳、促进血液循环、增强体质以及使人产生休息、享受的感觉，同时也是一种迅速取悦于人的按摩方式。

其次，欧式按摩学者认为，按摩发挥健身、防病、治疗及消除疲劳等作用，主要是靠给被按摩者以一定的感觉来实现的，其次才是对内脏的直接按摩刺激产生的生理反应。因此，欧式按摩极为重视皮肤的感觉，比如发现人体的"痒感刺激区"、"性感带"等，也因此诞生了轻柔的手法或者绒布、毛刷之类的按摩工具对其特定部位按摩的方式。有研究认为，按摩造成的痒感有健身、提神、欣快、享受等多方面生理作用。

再次，在按摩手法方面，欧式按摩的手法同中医按摩的手法基本相同，但欧式按摩多采取抚摸、压推、捏拿、揉按、叩击等轻柔和缓的按摩手法，并常常使用芳香精油来加强手法的作用。

最后，欧式按摩中，必不可少的一个环节就是按摩介质的使用，即植物芳香精油，这也是为什么欧式按摩又叫做芳香按摩的原因。欧式按摩配用的植物芳香精油有很多种，可根据个人的爱好和不同的治疗作用进行选择。如柠檬油常用于美容，起到护肤作用，对于油性皮肤也有一定的治疗作用；茉莉花油具有醒神开窍的作用，可以治疗抑郁症，并且还可以提高男性性功能；薄荷油具有清凉解表的作用，可以防治感冒、风湿痛和运动后疲劳；玫瑰油具有活血化瘀、防腐除臭的作用，常用于治疗各种疼痛、皮肤瘙痒等；苦橙叶油具有安神作用，可以治疗失眠、焦虑等症；依兰油也具有醒神作用，适用于抑郁之人和干性皮肤之人。这些精油都是欧式按摩中经常使用的按摩介质，它们都具有芳香开窍的作用。因此，凡是精神压力比较大、心理负担比较重的人，可以选择欧式按摩进行调理。

二、欧式按摩的作用

欧式按摩可以帮助肌肉解除紧绷的感觉，消除痉挛现象，促进血液循环等。通过欧式按摩，可以强化人体的免疫系统以及器官的自愈能力，温和、不疾不徐的按摩可以解除肌肉疼痛、镇静，对神经系统具有正面影响力、降低肌肉的紧张，并能加深呼吸的动作。欧式按摩还能调整体态曲线、促进内在系统健康平衡，使人享受心灵的舒适及肌肉深层的舒缓。

欧式按摩配用不同的植物芳香精油，其作用也各有不同。如配合使用玫瑰精油，能够调整女性内分泌和月经周期，改善性冷感、更年期不适等症状，并能够促进血液循环、降低心脏充血现象，强化微循环。配合使用依兰精油，则有利于缓解高血压症状，改善阳痿、早泄、性冷感，还有美白、乌发、除皱等作用。薰衣草精油常用于美容介质，能够促进血液循环，增强免疫力和机能活力，并能够缓冲消化道痉挛、消除肠胃胀气、预防恶心晕眩、缓和焦虑及神经性偏头痛、预防感冒等。薰衣草精油还可以净化皮肤、收敛、抗感染，调理油腻不洁的皮肤，治疗粉刺、暗疮、面疱、雀斑等多种皮肤病症。

第三章　常见欧式按摩操作手法

欧式按摩理论认为，人体受外界各种因素刺激所产生的疲劳、记忆力下降、内分泌失衡、血液循环不畅及免疫能力下降等不适症状，与人体神经敏感度降低有关。而人体的神经系统、血液循环系统、淋巴系统既脆弱又敏感，不适合应用力量足、刺激量大的手法操作。因此，欧式按摩推崇依据神经感应恢复原理，强调手法要轻柔，采用纯粹人工手技，从各方面综合调理身体机能和激素平衡，使身体恢复正常生理代谢功能。因此，欧式按摩的操作特点是手法轻柔，多以推、按、揉、捏、触摸等为基础手法。

第一节　按压法

按压法是一种以手指、手掌或肘部着力于身体一定部位的肌肉、血管等组织上，逐渐用力向下按压，并将这种按压力保持一段时间的按摩手法。一般根据操作部位的不同，多分为手指按压法、手掌按压法和肘部按压法等。

按压法是欧式按摩中最常用的手法之一，其特点是刺激力较强，但受术者感觉舒适，适用于全身各个部位。其中手指按压法操作面积小，适用于头面部、颈项部及全身各部的激发点、敏感点等；手掌按压法适用于面积大而又较为平坦的部位，常用于缓解腰背部和腹部的各种不适症；肘部按压法刺激力最强，适用于腰骶部及下肢后侧。按压法主要具有放松肌肉、活血化瘀、消肿止痛、理筋整复的功效，常用于治疗腰背部肌肉酸痛麻木、四肢部肌肉疲劳、腹部胃肠不适、头晕头痛等病证。

【操作】

手掌按压法：沉肩，垂肘，肘关节微屈，腕关节背伸，手指伸直，以手掌为着力部，用单掌、双掌或双掌重叠按压体表。

手指按压法：拇指或中指伸直，其余四指屈曲，以指面为着力部。

肘部按压法：以肘尖突起部位垂直按压。

操作时，分别以各个着力面为支撑点，先轻渐重，缓缓向下用力，令受术者感觉按压局部产生发胀、发热等感觉后，保持按压力约数秒钟，再慢慢抬手收力至起始位置（图 3 -1、图 3 -2）。

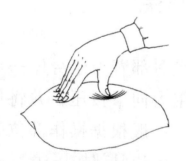
图 3-1　手指按压法

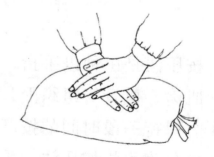
图 3-2　手掌按压法

【动作要领】

（1）操作者取坐位或两脚与肩同宽站立，上身稍前倾，肩关节放松下垂，肘关节微屈，腕关节背伸，手指伸直，以手指、手掌或肘部为着力部向下按压。操作时身体一定要保持稳定，避免按压的力量出现方向偏差。

（2）前臂静止发力，用力要沉稳着实，由轻到重，逐渐用力，使之由浅而深透，不可用暴力猛然按压。待力量加到适中时，平稳持续半分钟到 1 分钟，待受术者感觉局部出现发热、发胀等感觉后，再慢慢撤力。

（3）肘部按压法刺激力最强，按压时不要压力太大，以患者能耐受为度。

（4）双手按压时可身体前倾借助自身重力施力，手指、手掌或前臂无需主动用力，所以作用力强而省力。

【注意事项】

（1）手指按压法和肘部按压法相对接触面积较小，刺激较强，常在按后施以揉法，以缓解局部过强的刺激感。

（2）不可突施暴力。不论哪种按压方法，其用力原则均是由轻而重，再由重而轻，手法操作忌突发突止、暴起暴落，同时一定要掌握好患者的骨质情况，诊断必须明确，以避免造成骨折。

【适用部位】

按压法适用于全身各个部位。

（1）头面部：受术者取仰卧位，操作者坐在其头侧，以拇指按压前发际、头顶正中部位、眼眶周围部位、局部激发点、敏感点等，是治疗头痛、面痛、局部肌肉麻木、痉挛等病证的常用方法之一。

（2）胸腹部：受术者取仰卧位，操作者站在其一侧，以手掌缓慢按压胸骨、肋骨、腹直肌等部位，是治疗胸部胀闷、腹部胀满、胃脘疼痛等病证的常用方法之一。

（3）腰背部：受术者取俯卧位，操作者站在其一侧，单手或双手掌重叠按压腰背部脊柱部位、竖脊肌、背阔肌、腰大肌等，也可用肘部按压法按压腰部的局部敏感点、疼痛点等，是治疗腰背部肌肉麻木痉挛、酸胀疼痛等病证的常用方法之一。

（4）四肢部：多以手指按压法按压四肢局部肌肉的肌腹、肌腱起止点及局部敏感点、疼痛点等，是治疗四肢部肌肉麻木痉挛、酸胀疼痛等病证的常用方法之一。

【作用】

按压法主要具有放松肌肉、活血化瘀、消肿止痛、理筋整复的功效，常用于治疗腰背部肌肉酸痛麻木、四肢部肌肉疲劳、腹部胃肠不适、头晕头痛等病证。头晕头痛，可手指按压前后发际、眼眶周围、颅骨正中及局部激发点、敏感点等部位；腰酸腰痛与下肢部肌肉酸胀疼痛，可手掌按压背部或腰部、下肢后侧及局部激发点、敏感点等部位。

第二节　按揉法

按揉法是欧式按摩的常用手法之一，其特点是动力集中，动作柔和而深沉，适用于缓解全身各部位的肌肉紧张、痉挛等症状，具有很好的放松肌肉、畅通局部血液循环、刺激神经组织的作用，一般常用于缓解局部肌肉疼痛、紧张、痉挛及血液循环不畅、神经麻痹等症状，也可以用于治疗腹部胀满、便秘腹泻、胸部憋闷、胁肋疼痛、头痛、失眠等病证，现代还可以应用于头面部美容和减肥等。

【操作】

操作者取坐位或站位，以手指指腹、手掌根部、手掌的大小鱼际、前臂近肘尖部为着力点，在治疗部位带动受术者皮肤一起做轻柔缓和的回旋动作，使皮下组织层之间产生内摩擦。根据操作部位的不同，可分为指按揉法、掌按揉法、肘按揉法等。

（1）指按揉法：以拇指指腹置于操作部位上，其余手指置于对侧或相应的位置上以助力，拇指主动施力，进行节律性按压揉动（图 3 - 3）。

（2）掌按揉法：可以单掌或双掌重叠置于操作部位上，以肩关节为支点，身体上半部小幅度节律性前倾后移，于前倾时将身体上半部的重力经肩关节、上臂、前臂传至手部，从而产生节律性的按压揉动（图 3 - 4）。

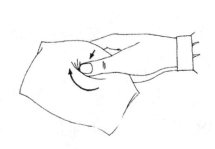

图 3 - 3　指按揉法

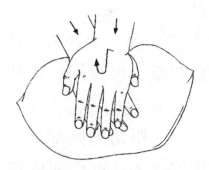

图 3 - 4　掌按揉法

（3）肘按揉法：操作与掌按揉法操作相似，将前臂背侧靠近肘尖处的部分置于操作部位上，借助身体前倾产生的重力传至前臂，进行节律性的按压揉动。

【动作要领】

（1）着力点要吸附，不可有来回往返的摩擦与移动。

尤其是掌按揉法操作时，腕关节放松，压力轻柔，动作灵活，吸定。

（2）操作者切忌屏气操作，使力度、频率不均匀。操作时应保持呼吸自然，按揉时幅度要小，频率一般为100～160次/分。

（3）操作者肩肘关节宜放松，应松肩沉肘，用力持续、均匀、协调而有节奏性，做到旋而不滞，转而不乱。

（4）拇指按揉法时，仅靠拇指掌指关节作环旋运动。

（5）肘按揉法操作时，通过肩关节小幅环转发力，并借助上半身前倾时的自身重力作用，在治疗部位回旋运动，并带动该处皮肤及皮下组织一起运动。

【注意事项】

（1）操作者应于操作前修剪指甲，以免对自己及被操作者造成损伤，并应摘除手表、手镯、戒指等有碍操作的物品。

（2）如果操作者拇指指间关节较柔软，或治疗时需要较强刺激，可采用叠指按揉法进行操作。

（3）当操作部位不显露或不宜应用以上按揉法操作的部位，如眼角内侧部位、胸骨上窝部位、腋窝部位等，可采用勾揉法，即作屈中指的中指揉法。

【适用部位】

按揉法适用于全身各部。

（1）头面部：操作者以拇指指腹按揉头面部各处感觉不适的部位及局部激发点、敏感点等。此法是缓解头面部不适症状最常用的方法之一。

（2）颈项部：操作者以拇指指腹或掌根部按揉颈椎棘

突、竖脊肌颈椎段、胸锁乳突肌肌腹等部位。此法能够有效缓解颈项肌肉酸痛强硬及颈椎病带来的头晕头痛等症状。

（3）胸腹部：操作者以手指或手掌按揉胸骨正中、肋间肌、腹部正中等部位。此法是缓解胸闷、腹胀、便秘、腹痛常用的方法之一。

（4）腰背部：操作者以单手或双手掌重叠按揉脊柱棘突部位、竖脊肌、背阔肌、腰大肌等以及局部敏感点、疼痛点。此法是缓解腰背部肌肉痉挛强硬、劳损酸痛的常用方法之一。

（5）四肢部：多以拇指或手掌按揉四肢局部肌肉的肌腹、肌腱起止点及局部敏感点、疼痛点等。此法是治疗四肢部肌肉麻木痉挛、酸胀疼痛等病证的常用方法之一。

【作用】

按揉法具有操作简便、力量沉稳、感觉舒适的特点，主要适用于脘腹胀痛、胸闷胁痛、便秘、泄泻、头痛、眩晕等病证，亦可用于头面部及腹部保健。

腹部胀痛、便秘，可用手掌按揉腹部正中肚脐周围；胸闷、胁肋胀痛，可沿胸骨或肋间隙用拇指或掌根部操作；腰痛可用掌根部按揉腰大肌、竖脊肌及局部敏感点；头痛、眩晕可拇指按揉头部正中、两眉中点眶上神经窝及颈项部的局部肌肉酸痛点；小儿先天性肌性斜颈，可三指揉颈部。揉法用于腹部或治疗小儿病证时，常根据不同的病情选择顺时针或逆时针的揉动方向。

以上各病证于各部位所施揉法，具有疏通经络、行气活血、健脾和胃、消肿止痛等作用，临床常与摩法、按法、拿法等手法配合应用于各病证所施部位。

第三节   提捏法

提捏法是一种相对复杂的按摩手法，其包含有提、捏、捻、推等多种动作元素，多适用于人体腰背部脊柱两侧的肌肉浅层筋膜，具有缓解局部肌肉紧张、肌筋膜粘连、皮下病理性条索状组织增生等作用。多根据操作时拇指的位置分为拇指前位提捏法和拇指后位提捏法。

【操作】

（1）拇指前位提捏法：双手半握拳状，腕关节略背伸，以食指、中指、无名指和小指的背侧置于脊柱两侧，拇指伸直前按，并对准食指中节处。以拇指指腹面和食指的桡侧缘将皮肤捏起，并进行提捻，然后向前推进。在向前推进的过程中，两手拇指要交替前按，同时前臂要主动用力，推动食指桡侧缘前行，两者相互配合，从而交替提捏捻动前行（图3-5）。

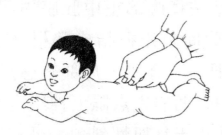

图3-5   拇指前位捏提法图

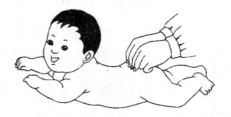

图3-6   拇指后位捏提法

（2）拇指后位提捏法：两手拇指伸直，两指端分置于脊柱两侧，指面向前，两手食指、中指前按，腕关节微屈。以两手拇指与食指、中指螺纹面将皮肤捏起，并轻轻提捻，然后向前推行移动。在向前移动的过程中，两手拇指要前推，而食指、中指则需要交替前按，两者相互配合，从而交替提捏捻动前行（图3-6）。

【动作要领】

（1）拇指前位提捏法要以拇指指腹面与食指桡侧缘提捏住皮肤，腕部一定要背伸，以利于前臂施力推动前行。

（2）拇指后位提捏法要以拇指和食指、中指的螺纹面捏住皮肤，腕部宜微微悬起，以利于拇指的推动前移。

（3）提捏肌肤的多寡及用力要适度。提捏肌肤过多，则动作呆滞不易向前推动，过少则易滑脱；用力过大易疼痛，过小则刺激量不足。

（4）需要较大刺激量时，宜用拇指前位提捏法；需要较小或一般刺激量时，宜用拇指后位提捏法。

（5）提捏法包含有提、捏、捻、推等多种动作元素，操作时动作宜灵活协调。若掌握得法，操作熟练，在提拉肌肤时常会发出较清晰地"哒哒"声。

【注意事项】

（1）要注意手指的指腹着力，不可使用指尖挤捏，也不可将肌肤拧转，以免产生不必要的疼痛。

（2）一般要动作灵活连贯，不可呆滞不前，否则肌肤提捏在手中会增强受术者的疼痛感。

【适用部位】

适用于腰背部脊柱两侧的肌肤。操作时，从受术者的腰骶部开始，一直向上提捏至颈项根部。往返操作数遍，至局部皮肤发红、发热、微痛为度。

【作用】

提捏法具有较好的缓解腰背部肌肉紧张或痉挛、肌肉劳损酸痛、肌筋膜粘连、病理性条索状物增生等作用。现代研究表明提捏法具有一定的增进食欲、改善睡眠和提高免疫力的作用。

第四节　推抹法

以手指、手掌、拳或肘尖突起部位着力于体表的一定部位上，沿着肌纤维或血管、淋巴管的走行方向做直线或弧形的推抹动作，称为推抹法。推抹法具有理顺肌筋、缓解肌肉紧张痉挛、减轻深浅肌筋膜刺激症状、消除局部肿痛等作用。推抹法适用于颈项部、腰背部、手足部等全身各处，常用于缓解和治疗腰背部僵硬、腰腿痛、局部风湿痹痛、感觉迟钝、局部软组织损伤及高血压、头晕、头痛、腹胀、便秘、饮食积滞等多种病证。

【操作】

操作者用手指、手掌、拳或肘尖等部位着力于机体的一定部位，沿着肌纤维或血管、淋巴管的走行方向做直线或弧形的推抹动作。根据施术部位的大小可以分为指推抹法、掌推抹法、拳推抹法和肘推抹法。

（1）指推抹法：以拇指螺纹面着力于施术部位或穴位上，余四指置于其前外方以助力，腕关节略屈曲。拇指及腕部主动施力，向其食指方向呈短距离的推抹动作。在推进的过程中，拇指螺纹面的着力部分应逐渐偏向桡侧，且随着拇指的推进腕关节应逐渐伸直（图3-7）。

（2）掌推抹法：以掌根部着力于施术部位，腕关节略背伸，肘关节伸直。以肩关节为支点，上臂部主动施力，通过肘、前臂、腕，使掌根部向前方做推抹动作（图3－8）。

（3）拳推抹法：应手握实拳，以食指、中指、无名指及小指四指的近侧指间关节的突起部着力于施术部位，腕关节挺劲伸直，肘关节略屈。以肘关节为支点，前臂主动施力，向前进行推抹动作。

（4）肘推抹法：屈肘，以肘关节尺骨鹰嘴突起部着力于施术部位，另一侧手臂抬起，以掌部扶握屈肘侧拳顶以固定助力。以肩关节为支点，上臂部主动施力，做较缓慢的推抹动作（图3－9）。

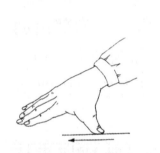 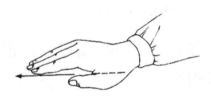 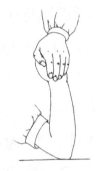

图3－7　指推抹法　　　　图3－8　掌推抹法　　　　图3－9　肘推抹法

【动作要领】

（1）着力部位要紧贴体表，带动皮下组织及肌肉一起运动。

（2）前进的速度宜缓慢均匀，压力要平稳适中。

（3）宜沿着肌纤维或血管、淋巴管的走行方向推进。

【注意事项】

（1）推抹前进的速度不可过快，压力不可过重或过轻。

（2）推抹过程中不使皮肤破损。为防止皮肤破损，在推抹时可使用凡士林油等润滑剂。

【适用部位】

推抹法适用于全身各部。

（1）头颈部：多适用指推抹法。常用拇指指腹置于头额部位，自头额部正中向两侧推抹至耳前部，可以往返多次操作，称为推抹前额；将两手拇指指腹置于上下眼眶或眼球（需闭眼）之上，自中间向两侧轻轻推抹，称为推抹眼眶及推抹眼球；将拇指指腹置于耳后乳突处，沿着胸锁乳突肌肌束斜向胸骨方向推抹，往返数次操作，称为推抹桥弓；沿后颈部脊柱两侧的竖脊肌肌纤维走行方向进行推抹，称为推抹颈项。

（2）胸腹部：多适用掌推抹法。用手掌面自胸部沿肋间隙由内向外抹动，单向往返 5～10 遍，称为推抹胸肋；以手掌置于肋弓下缘，掌根重点发力，沿腹直肌向耻骨方向推抹，称为推抹腹部。

（3）腰背部：多适用掌推抹法、拳推抹法或肘推抹法。以手掌掌根、拳或肘尖部位置于背腰部脊柱两侧的竖脊肌，沿着脊柱向下进行推抹动作，称为推抹背腰。

（4）四肢部：多适用掌推抹法、指推抹法。以手掌掌根置于下肢背侧根部，上肢伸直，身体略前倾，掌根重点发力，向足踝方向做推抹动作；或双手拇指指腹并置于上肢内侧中点，沿着上肢淋巴管的走行线路，自手腕部向肩部方向推抹；或两手拇指指腹置于患者手背或足底作上下或左右的推抹动作。

【作用】

推抹法具有理顺肌筋、缓解肌肉紧张痉挛、减轻深浅肌筋膜刺激症状、消除局部肿痛等作用。主要用于高血压、头痛、头晕、失眠，腰腿痛、腰背部僵硬、风湿痹痛、感觉迟钝，胸闷胁胀、烦躁易怒，腹胀、便秘、食积，软组织损伤、局部肿痛等病证。治疗高血压、头痛、头晕、失眠等病症，可用指推抹桥弓、掌推抹脊柱两侧竖脊肌；腰腿痛、风湿痹痛、腰背部僵硬、感觉迟钝等病症，宜用肘推抹法推脊柱两侧竖脊肌及两下肢后侧；胸闷胁胀、烦躁易怒等病症，宜用掌推抹胸胁部；腹胀、便秘、食积等病症，易用掌推抹脘腹部；软组织损伤、局部肿痛等病症，宜用指推抹和掌推抹病变处。

第五节　摩擦法

用手指或手掌贴附于体表一定部位，作较快速的直线或环形摩擦运动，使局部产生较强烈的热感，称为摩擦法。摩擦法根据操作部位的不同，一般分为手指摩擦法、手掌摩擦法、大小鱼际摩擦法等。摩擦法具有活血化瘀、消肿止痛、松解粘连、缓解痉挛等作用，适用于全身各部操作，尤以胸腹部、背腰部操作居多。

【操作】

以食指、中指、无名指和小指指面或掌面，手掌大鱼际、小鱼际置于体表施术部位。腕关节伸直，使前臂与手掌相平。以肘或肩关节为支点，前臂或上臂做主动运动，使手的着力部分在体表均匀地做上下或左右的直线弧形或环形的往返摩擦移动，使施术部位产生一定的热量。用食指、中指、无名指和小指指面着力称手指摩擦法，用全掌面着力称手掌摩擦法（图3-10），用手掌的大鱼际着力称大鱼际摩擦法（图3-11），用小鱼际着力称小鱼际摩擦法（图3-12）。

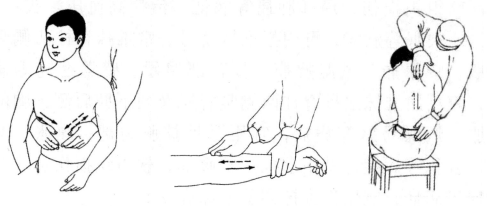

图3-10　手掌摩擦法　　图3-11　大鱼际摩擦法　　图3-12　小鱼际摩擦法

【动作要领】

（1）肩关节宜放松，肘关节宜自然下垂并内收。

（2）操作时，着力部位要紧贴体表，压力要适度，须较快速地往返运行，往返的距离多数情况下应尽力拉长，而且动作要连续不断，有如拉锯状。

（3）手指摩擦法时应以肘关节为支点，前臂为动力源，摩擦的往返距离宜小，属摩擦法中的特例。手掌摩擦法、大鱼际摩擦法及小鱼际抹擦法均以肩关节为支点，上臂为动力源，摩擦的往返距离宜大。

（4）以透热为度。摩擦法属于生热手法，应以操作者感觉手下所产生的热已进入到受术者的体内，并与其体内之"热"相呼应为尺度。因每一种摩擦法的着力面积不同，所以抹擦法生热的多寡也不一样。手指摩擦法因操作时往返运行的距离较短，所以难以与其他擦法比较。就手掌摩擦法、大鱼际摩擦法和小鱼际摩擦法而言，其手法产生的热度为依次升高。

【注意事项】

（1）力度适中，不可过大，也不可过小。如压力过大，则手法重滞，且易擦破皮肤；如压力过小，则不易生热。

（2）摩擦时运行的线路不可歪斜。如忽左忽右或滑来滑去则不易生热。

（3）不可擦破皮肤。摩擦法除要掌握好手法动作要领，还要避免擦破皮肤。使用润滑剂（如凡士林等）既可保护皮肤，防止破皮，又可使摩擦的热度深透，提高手法效应。

（4）摩擦法操作完毕后，不可再于所摩擦之处使用其他手法，以免造成局部皮肤损伤。

（5）不可隔衣操作，须暴露施术部位皮肤。

【适用部位】

摩擦法适用于全身各部。手指摩擦法接触面较小，适于颈项、肋间等部位；手掌摩擦法接触面大，适于肩背、胸腹部；大鱼际摩擦法适于四肢部，尤以上肢为常用；小鱼际摩擦法适于肩背、脊柱两侧及腰骶部。

【作用】

摩擦法主要用于呼吸系统、消化系统及运动系统疾病。如咳嗽、气喘、胸闷、慢性支气管炎、肺气肿、慢性胃炎、消化不良、不孕、阳痿、四肢伤筋、软组织肿痛、风湿痹痛等病证。

慢性支气管炎、肺气肿、哮喘等病证，可摩擦胸部和上背部，以宽胸理气、止咳平喘；慢性胃炎、胃下垂、消化不良等病证，宜环形摩擦腹部肚脐周围，配合直线摩擦背部脊柱两侧；阳痿、不孕等，宜抹擦下腹部及腰骶部骶骨周围；四肢伤筋、软组织肿痛及风湿痹痛，宜摩擦感觉不适的局部肌肤。

第六节　拨法

用拇指或其余四指深按于治疗部位，进行单方向或往返的拨动，称为拨法，又称为剥法、弹拨法等。本法具有剥离粘连、调理筋膜、消散结聚、解痉镇痛等功效。主要适用于颈、肩、背、腰、臀、四肢等部位的肌肉、韧带、痛性筋索等生理或病理性条索状组织。

【操作】

拇指伸直，以手指端着力于施术部位，其余手指置于相应位置以助力。拇指适当用力下压至一定深度，待局部有酸胀感时，再做与肌纤维、韧带或肌腱成垂直方向的单方向或来回拨动。若单手指力不足时，也可以双手拇指重叠进行操作。

【动作要领】

（1）拨动力的方向应与肌纤维、肌腱或韧带等条索状组织垂直。

（2）拨动时拇指不能在皮肤表面摩擦移动，应带动肌纤维、韧带或肌腱一起拨动；不能用指甲着力操作，以免损伤皮肤。

（3）用力要由轻到重，轻重得当。力量太轻则力浮，只能揉动皮肤，起不到对筋腱的刺激作用；过重则力死，使动作滞涩而产生不适感。

（4）拨动的频率要均匀、适中。

【注意事项】

（1）在使用拨法之前，应先用手法放松受术部位，否则不利于操作。

（2）拨法在操作时应注意寻找肌纤维、韧带或肌腱的起止点，或是肌肉局部的疼痛点，并以此为重点部位进行操作。

（3）用力应由轻渐重，再由重渐轻，呈波浪式起伏涨落。

（4）因拨法刺激较强，一个部位或一点上连续拨动的次数不宜过多，但可来回、重复揉拨。

（5）骨折愈合期、急性软组织损伤者禁用此法。

【适用部位】

拨法适用于四肢部、颈项部、肩背部、腰臀部等全身各处的肌间隙、肌肉韧带的起止点处或肌肉疼痛点、结节状物、条索状物等阳性反应点处。

（1）颈项部：受术者取坐位，颈项部放松，术者站于其左侧（或右侧），用右手（或左手）拇指端面，与胸锁乳突肌、斜方肌成垂直方向做单向或来回揉拨操作。术者亦可站于受术者身后，用一手拇指端面，与项韧带成垂直方向，由上而下进行揉拨；还可用食、中二指指端面或食、中、无名三指指端面揉拨胸锁乳突肌和斜方肌。本法临床上常用于治疗颈项部酸痛和活动功能障碍者。

（2）肩部：以左肩部为例。受术者取坐位或仰卧位，左肩及上臂部放松，术者站于其左侧，用右手拇指指端面与肱二头肌及其长头、短头肌腱和三角肌成垂直方向做单向或来回揉拨操作；用左手拇指指端面，与肱三头肌及其肌腱和三角肌成垂直方向做单向或来回揉拨操作。肩关节酸痛和活动功能障碍常用本法治疗。

（3）腰部：受术者取俯卧位，腰背部放松，术者站于其一侧，用单手拇指指端面或双手拇指重叠，与骶棘肌成垂直方向做单向或来回揉拨操作。术者亦可在第3腰椎横突处，用单手拇指指端面或双手拇指重叠进行揉拨操作。本法临床上常用于治疗腰背部酸痛和活动功能障碍。

（4）大腿部：受术者取仰卧位，双下肢放松，术者站于其一侧，用单手拇指指端面或双手拇指重叠或食、中、无名三指指端面，与股四头肌成垂直方向做单向或来回揉拨。大腿部酸痛和肌肉疲劳可用本法治疗。

【作用】

拨法力量沉实，拨动有力，具有较好的缓解局部肌肉疼痛和解除局部关节及软组织粘连的作用。主要用于治疗颈椎病、肩周炎、腰背筋膜劳损、网球肘、局部劳损等病证。治疗肩周炎时，若患者存在局部疼痛、功能活动障碍时，可以运用拨法拨肱二头肌长、短头肌腱附着处及三角肌与肱三头肌交界处和局部疼痛点，并配合肩关节外展、旋转等被动活动。治疗腰背筋膜劳损时，若是背部劳损，可以拨动肩胛内缘、菱形肌及棘上韧带处；若是腰部劳损，可以沿脊柱两侧拨动腰肌，尤其是第3腰椎横突处。治疗网球肘时，可以拨动肱骨外上髁压痛点。

第七节　叩击法

　　叩击法是指用拳背、手掌根、手掌小鱼际或手指尖等叩击体表的一种按摩方法。叩击法根据操作部位的不同一般分为拳叩击法、掌叩击法、侧叩击法、指叩击法等。叩击法具有放松肌肉及肌筋膜、解除肌肉痉挛、消肿止痛等作用。叩击法在操作时用力应果断、快速，以一种有控制的弹性力进行叩击，使手法既有一定的力度，又能让受术者感觉缓和舒适，切忌用暴力打击。

　　【操作】

　　（1）拳叩击法：术者四指屈曲，拇指内收放在拳眼处虚掩合拢，将手握成空拳。操作时，先抬臂、屈腕，使拳背离开待击部位一定距离，继而上肢相继伸肘、伸腕，将拳背击打到治疗部位（图 3-13）。

　　（2）掌叩击法：术手四指并拢微屈，拇指外展呈自然屈曲状，腕关节背伸。操作时，先将手臂抬起，继而上肢顺势下落，腕关节由伸渐屈，将突出的掌根部击打到治疗部位（图 3-14）。

　　（3）侧叩击法：术手掌指部伸直，四肢并拢，拇指自然外展，腕关节略背伸，前臂和手掌取中立位，以小鱼际的尺侧面为着力面。操作时，以单手或双手小鱼际着力，有节奏地交替叩击治疗部位（图 3-15）。

　　（4）指叩击法：术者双手五指微屈分开成爪形，或轻轻聚拢成梅花形，各指间关节呈自然屈曲状。操作时，沉肩、垂肘，以腕关节作主动地伸屈，双手此起彼落，用指端轻轻打击体表，如雨点下落（图3－16）。

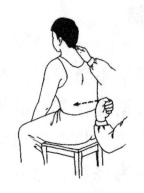

图3－13　拳叩击法

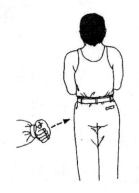

图3－14　掌叩击法

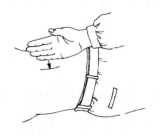

图3－15　侧叩击法

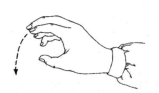

图3－16　指叩击法

【动作要领】

（1）叩击法操作时，腕部既要保持一定的姿势，又要放松，以一种有控制的弹性力进行叩击。用力快速而短暂，力量要适度，应因人、因病而异。

（2）垂直叩击体表，在叩击体表时不能有拖抽的动作。

（3）动作要连续、均匀，有节奏性。

（4）叩击时要有反弹感，一触及治疗部位后即迅速弹起，不能停顿。

【注意事项】

（1）一个部位每次叩击的次数不宜太多。

（2）两手同时交替操作练习时，动作要协调、均匀，有节律性。

（3）叩击法操作时不能打在骨性结构上，否则易引起局部疼痛和骨折等不良反应。

（4）拳叩击法和掌根叩击法操作时力量较大，刺激较强，故叩击时力量必须控制好，由轻到重，要适可而止。

（5）忌用暴力、蛮力盲目击打。

【适用部位】

拳叩击法常用于腰背部及下肢后侧部；掌叩击法适用于腰臀部及四肢部；侧叩击法适用于腰背部及四肢部；指叩击法主要用于头部。

（1）拳叩击法：受术者取坐位，颈腰部挺直，术者可用竖拳击打颈项根部。在腰骶部操作时，受术者取俯卧位，术者用拳背做横向击打。颈部和腰部酸痛可用本法治疗。

（2）掌叩击法：受术者取侧卧位，屈膝屈髋，术者用掌根击打臀部敏感点及下肢肌肉酸痛处。臀部酸痛和坐骨神经痛等病证可用本法治疗。

（3）侧叩击法：受术者取俯卧位，双下肢伸直放松，术者站于一侧，用小鱼际的尺侧面，双手上下快速交替有节奏地叩击大腿和小腿的后侧。本法是腰背部和下肢部常用保健按摩手法之一。

（4）指叩击法：受术者取坐位，颈腰部挺直，两目平视，舌尖放在牙齿内，不要说话，术者站于其身后，用双手五指端以轻快的节律交替叩击受术者的头顶部。本法可治疗头痛、失眠等病证，亦是头部常用保健按摩手法之一。

【作用】

叩击法具有放松肌肉及肌筋膜、解除肌肉痉挛、消肿止痛等作用，常用于治疗颈椎、腰椎疾患引起的肢体酸痛麻木、关节风湿疼痛、肌肉疲劳酸痛及局部肌肉萎缩无力等病证。对于颈椎病引起的上肢麻木疼痛者，可令受术者颈腰挺直做好，用拳叩击法击打颈项根部。对于关节风湿疼痛、肢体感觉麻木者，可用侧叩击法击打感觉不适的肢体肌肉丰厚处。对于腰椎间盘突出症导致的下肢疼痛较重者，可用掌根叩击法重击臀部敏感点、下肢肌肉酸痛部位等。

第八节　拍打法

拍打法是指用虚掌或空掌拍打体表的一种按摩手法。拍打法可单手操作，也可以双手同时或交替操作。拍打法虽然操作简单，但技巧性较强，击打身体的劲力要收放自如，刚柔相济。

【操作】

术者取坐位或站势，五指并拢，掌指关节微屈，形成空心掌。操作时，先将术手抬起，腕关节放松，对准治疗部位以一种富有弹性的巧劲向下拍打后，随即"弹起"，并顺势将术手抬起到动作开始的位置，以便进行下一个拍打动作（图 3 - 17）。本法刺激量有轻、中、重之分，分别以腕关节、肘关节、肩关节为中心发力而产生。可用单掌拍打，亦可用双掌拍打。用双掌拍打时，可双手同时起落拍击，也可双掌交替起落拍击。

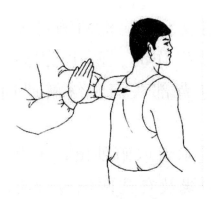

图3-17　拍打法

【动作要领】

（1）拍打时动作要平稳而有节奏，整个手掌边缘要同时接触体表，使受术者感觉刺激量深透而无局部皮肤的刺痛感。

（2）腕部放松，手指自然并拢，掌指关节微屈。抬起时腕关节背伸蓄势，下落过程中逐渐变为掌屈。

（3）拍打时力量均匀，用力不可歪斜。

（4）轻度拍打法以皮肤轻度充血、发红为度，拍打的频率较快；中、重度拍打法操作要稳定，拍打的频率较慢，拍打的次数不宜太多。

（5）拍打时应沿着与肌纤维或肌腱的平行方向拍打（腰骶部除外）。

（6）对结核、骨折、肿瘤、冠心病等病证禁用拍打法。

【适用部位】

拍打法主要适用于肩背部、腰骶部与下肢部，较轻柔的拍打手法也可用于胸部、腹部与头部。

（1）肩背部：受术者取俯卧位，术者站于其左侧，先用一手沿着脊柱正中线及脊柱两侧竖脊肌的走行由上而下进行拍打。然后用双手在胸椎两侧对称部位由上而下同时或交替拍打。双手操作时，两手动作配合要协调而有节奏。拍打法是治疗背部酸痛和缓解肌肉疲劳的常用手法之一。

（2）腰部：受术者取俯卧位，术者站于其左侧，先用一手沿着脊柱正中线及脊柱两侧竖脊肌的走行由上而下拍打。后用双手在腰椎两侧对称部位由上而下同时或交替拍打。腰骶部操作时宜进行横向拍打法，可先单手练习，后双手交替训练。腰背部筋膜劳损、腰部酸痛和肌肉疲劳常用本法治疗。

（3）大腿部：受术者取俯卧位，术者站于其左侧，先用一手从臀部拍打至腘窝，而后术者双手分别放于受术者同侧大腿后侧，同时或交替进行拍打法。下肢酸痛和肌肉疲劳可用本法治疗。

【作用】

拍打法具有镇静止痛、活血化瘀、兴奋神经、醒神健脑、调理肠胃、宽胸理气、缓解局部肌肉痉挛、强身健体等作用，常用于治疗腰背筋膜劳损、腰椎间盘突出、肩周炎等病证。对于腰背筋膜劳损、腰椎间盘突出症，可以拍打背部、腰骶部及下肢后侧，宜反复拍打，具有镇静止痛、活血化瘀等作用。拍打法也可以应用于各种保健按摩的操作套路之中。

第九节　整理法

整理法是一种用手沿着肢体的肌纤维或肌腱走行方向

进行节律性握捏的方法。整理法一般多作为结束按摩的一种手法使用，整理法可单手操作，也可以双手操作。

【操作】以一手持受术者肢体远端，另一手以拇指和其余手指及手掌部握住其近端，指掌部主动发力，做一松一紧的节律性握捏，并循序由肢体的近端移向远端。两手交替操作，可反复多次。整理法也可双手同时操作，即用双手同时对握住受术者肢体近端，向远端进行节律性的握捏。

【动作要领】

（1）操作时指掌部要均衡发力，要体现出"握"和"捏"两种力量。

（2）握捏要有节奏性，频率宜稍快，应流畅自然，使受术者有轻松舒适的感觉。

【注意事项】

（1）注意手法操作的灵活性，不可缓慢呆滞。

（2）握捏时力量适中，不可太轻或太重。

【适用部位】

整理法一般适用于四肢部。

【作用】

整理法作为一种常用的按摩辅助手法，常用作四肢部按摩的结束手法，用以缓解其他按摩手法的过重刺激，具有理顺肌纤维、调整肌腱筋膜的作用。

第十节　拿揉法

拿揉法是指用拇指与其他手指指面为着力部位对称用

力，夹持一定部位的肌肉、肌腱，捏而提起的一种按摩手法。

【操作】

沉肩，垂肘，肘关节屈曲，腕关节自然掌屈或伸平，以指面为着力部，前臂静止性发力。以腕关节与掌指关节的协调活动为主，用大拇指和食、中两指，或用大拇指和其余四指作相对用力，在一定的部位和穴位进行节律性地反复夹持、提起、揉捏（图 3-18）。

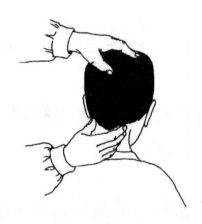

图 3-18　拿揉法

【动作要领】

（1）操作时，沉肩，垂肘，肩关节外展 30°~45°、前伸 30°左右，屈肘 90°~110°，腕关节微屈，五指指间关节伸直，掌指关节屈曲 110°~120°。用拇指与其余手指的指面着力，不能指端内扣。

（2）拿揉某部位的肌肉或肌腱时，拿揉要准确，用劲要由轻而重，不可突然用力，动作要缓和而有连贯性、灵活而富有节奏感。

（3）用力的大小必须根据辨证施治的原则，因人、因病而定，同时还要随时观察病人对手法的反应，以防意外。

（4）拿揉法因其刺激力较强，一般用力都较大，应用时，可顺其肌纤维或肌腱方向边拿揉边移动，以患者能忍耐为度。

【注意事项】

（1）练习时手指自然伸直，掌指关节微屈，拇指与其余手指要以指面着力，不要指尖内抠。

（2）用力拿揉时，要以腕关节活动为主，前臂静止性发力，带动掌指关节做连续灵活轻快的拿揉，对掌双方力量要对称。

【适用部位】

拿揉法常应用于头面、颈项、肩及四肢等部位。

（1）头面部：受术者取坐位，操作者站立在其一侧，单手五指指腹自前发际开始，从前向后拿揉至后发际。本法是治疗头痛、神经衰弱、疲劳等病证的常用方法之一。

（2）颈项部：受术者取俯卧位，操作者站在其一侧，单手拿揉法分别拿揉颈项部胸锁乳突肌、颈部竖脊肌等肌肉。本法是治疗颈椎病、软组织损伤、落枕等病证的常用方法之一。

（3）肩部：受术者取坐位，操作者站在其后侧，双手拿法分别拿捏双肩部肩胛提肌、三角肌、冈上肌等肌肉。本法是治疗颈椎病、软组织损伤及头痛等病证的常用方法之一。

（4）四肢部：可用单手拿揉法或双手交替拿揉法分别自上而下拿揉上肢肱二头肌、肱三头肌及前臂肌群等。下肢主要拿揉臀肌、股二头肌、股四头肌、小腿腓肠肌和跟腱部。本法是治疗瘫痪、运动性疲劳等病证的常用方法之一。

【作用】

拿揉法具有放松肌肉、舒缓筋膜、消肿止痛、活血化瘀等作用，常用于颈椎病、四肢酸痛、头痛头晕等病证，临床应用广泛。

颈椎病可拿颈项部、肩部及患侧上肢；运动性疲劳可自四肢近端拿揉向远端；头痛头晕等病证可拿揉头部、颈项部及肩部。

第十一节　搓摩法

搓摩法是指用双手掌面夹住肢体并以单手或双手掌面着力于施术部位，做交替搓动或往返搓摩的一种按摩手法。

【操作】

（1）夹搓摩法：以双手掌面夹住施术部位，令受术者肢体放松。以肘关节和肩关节为支点，前臂与上臂部主动施力，做反方向的较快速搓摩，并同时做上下往返移动（图3-19）。

（2）推搓摩法：以单手或双手掌面着力于施术部位。以肘关节为支点，前臂部主动施力，做较快速的推去拉回或环形的搓摩（图3-20）。

【动作要领】

（1）动作要协调、连贯。搓摩法含有擦、揉、摩、推等多种成分，搓摩时掌面在施术部位体表有小幅度位移，受术者有较强的疏松感。

（2）搓摩的速度应快，而上下移动的速度宜慢。

（3）夹搓法双手用力要对称，但施力不可过重。夹搓时如夹得太紧或推搓时下压力过大，会造成手法呆滞。

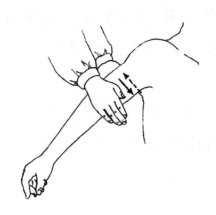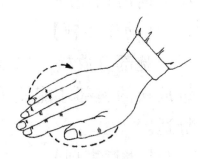

图 3-19　夹搓摩法　　　　　　　图 3-20　推搓摩法

【适用部位及作用】

夹搓法适于四肢部和胁肋部；推搓法适于背腰部及下肢后侧。搓摩法具有疏松肌筋、缓解痉挛、消肿止痛、活血化瘀等作用，主要用于肢体酸痛、关节活动不利及胸胁迸伤等病证。

四肢酸痛，关节活动不利，宜用双手夹搓法搓摩四肢部及患病的关节；背腰部酸痛，宜用单手或双手推搓法于背腰部施治；胸胁迸伤及胁肋胀痛之证，可用双手夹搓法搓摩胸胁部。搓摩法也常作为治疗疾病的辅助手法使用，并可作为上肢部治疗的结束手法。

第十二节　梳理法

梳理法是指用手指指腹做梳理动作，形如梳头的一种按摩辅助手法。梳理法具有安神醒脑、放松肌肉、缓解紧张情绪等作用，多用于头面部及胁肋部等。

【操作】

五指微微屈曲，自然展开，以手指指腹螺纹面置于施术部位，腕关节放松，前臂主动运动，带动五指做轻柔的单方向滑动梳理。两手宜交替操作，可反复多次。

【动作要领】

腕部宜放松，以前臂为动力源。前臂所施之力只有通过放松的腕部才能使手指的滑动梳理动作协调自然、柔和舒适。

【注意事项】

避免指部单纯用力。若仅指部用力，力轻则动作幅度小，力重即会变成指擦法。

【适用部位及作用】

梳摩法适用于头面部及胁肋部。主要用于失眠、健忘及胁肋胀满等症。若神经衰弱所致的失眠、健忘，可用梳摩法施于自前额发际至后发际处；若胸胁胀满，以五指沿各肋间隙肋间肌由胸骨柄梳摩至背部脊柱两侧。

第十三节　捻揉法

捻揉法是用拇指和食二指螺纹面为着力部，捏住一定部位，对称用力捻揉的一种按摩手法。捻揉法比较轻柔缓快，一般适用于四肢小关节及指、趾部，多作为治疗的结束手法。捻揉法具有理顺肌筋、滑利关节、促进末梢血液循环等作用，常配合其他手法治疗指（趾）间关节的疼痛、肿胀或屈伸不利等症。

【操作】

沉肩，肘关节屈曲，腕关节微背伸，以拇指和食指的对合力对称地搓揉捻动受术者的指（趾）关节，上下往返，捻而揉动。操作时，一般夹持小关节根部，相对用力来回快速搓揉，同时边捻转边向远端移动（图3-21）。

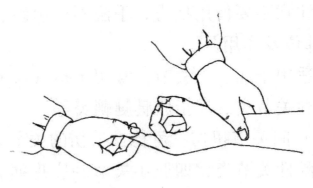

图3-21　捻揉法

【动作要领】

（1）操作者一手握住并固定受术者腕部，另一手拇指与食指夹持捻揉，捻揉时要主动运动。

（2）操作时动作要灵活快速而有节律，用劲要均匀和缓，不可呆滞。

（3）捻动幅度由小到大，速度由慢而快。

【适用部位】

捻揉法主要应用于四肢小关节及指、趾部。

（1）手指关节：受术者取坐位，操作者站在其一侧，一手固定受术者手掌，另一手拇指和食指夹持受术者一手指，左右捻揉，并由指根部向指尖部逐渐移动。五指依次进行操作。本法是治疗颈椎病、指部软组织扭伤及腱鞘炎等病证的常用方法之一，也常作为治疗的结束手法。

（2）足趾关节：受术者取仰卧位，操作者坐在其一侧，一手固定受术者足部，另一手拇指和食指夹持受术者一足趾，左右捻揉，并由指根部向指尖部逐渐移动。五趾依次进行操作。本法是治疗足部趾间关节疼痛、软组织损伤等病证的常用方法之一。

【注意事项】

操作时注意不要使用拙力，手法不可僵硬、呆滞。

【适用部位及作用】

捻揉法适用于四肢小关节，常用于指（趾）间关节扭伤、类风湿性关节炎、屈指肌腱腱鞘炎等。

指（趾）间关节扭伤，可捻揉损伤的关节处，以消肿散瘀；类风湿性关节炎，四肢小关节肿胀疼痛者，可依次捻治，以理筋通络、滑利关节；屈指肌腱腱鞘炎，以患指的腹侧面为重点进行捻揉。

第四章　欧式按摩的配用精油

　　欧式按摩的操作特点是手法轻柔，多以推、按、揉、捏、触摸等为基础手法，其功效主要是增加微循环，舒缓身体的疲惫感。欧式按摩的另外一个特点，就是需要通过配合特定的按摩介质——植物芳香精油才能完成按摩，因此欧式按摩又称为芳香按摩。

第一节　精油简介

一、何谓精油

　　精油，是从植物的花、叶、茎、根或果实中，通过水蒸气蒸馏法、挤压法、冷浸法或溶剂提取法提炼萃取的植物精华。精油未经稀释一般最好不要直接使用。精油的挥发性很强，一旦接触空气就会很快挥发，也基于这个原因，精油必须用可以密封的瓶子储存，一旦开瓶使用，也要尽快盖回盖子。精油的芳香经由嗅觉神经进入脑部后，可刺激大脑前叶分泌出内啡肽及脑啡肽两种激素，使人体精神呈现最舒适的状态，这是守护心灵的最佳良方。而且不同的精油可互相组合，从而可以调配出自己喜欢的香味。这种调配不但不会破坏精油的特质，反而可以使精油的功能更强大。精油可预防传染病，对抗细菌、病毒、霉菌，防止痉挛，促进细胞新陈代谢及细胞再生功能。某些精油还能调节内分泌器官，促进激素分泌，让人体的生理及心理活动获得良好的发展。

精油都是由一些很小的分子所组成，它们非常容易溶于酒精及乳化剂，尤其是脂肪。这使得它们极易渗透于皮肤，且借着与脂肪纤维的混合而进入体内。当这些高度流动的物质挥发时，它们亦同时被数以万计的细胞所吸收，由呼吸道进入身体，将讯息直接送到脑部，靠着小脑系统的运作，控制情绪也控制身体的其他主要功能。所以在芳香疗法中，精油可强化生理和心理的机能。每一种植物精油都有一个化学结构来决定它的香味、色彩、流动性和它与系统运作的方式，也使得每一种植物精油各有一套特殊的功能特质。

二、精油的作用

植物精油素有"植物激素"之称，其性质也类似人体激素，对人体有着重要作用。

（1）对呼吸系统的作用：植物精油分子，一方面通过鼻息刺激嗅觉神经，嗅觉神经将刺激传至大脑中枢，大脑产生兴奋，从而支配神经，起到调节神经活动的功能；另一方面通过呼吸系统进肺泡，通过血液循环进入血液直接输送到全身各部位，发挥作用。

（2）对神经系统的作用：植物精油分子通过亲和作用直接进入皮下，一方面刺激神经，最终调节神经活动及内循环，另一方面直接改变了内环境等稳定状态，使体液活动加快，进一步达到调节整个身心的作用。

（3）对循环系统的作用：通过亲和作用迅速改变局部

组织细胞的生存环境，使其新陈代谢加快，全面解决因局部代谢障碍引起的一些问题。

（4）对皮肤系统的作用：具有杀菌、抗炎作用，可促进伤口愈合并具有除臭、驱虫、柔润细腻皮肤等作用。

（5）对消化器官的作用：具有防止痉挛、促进消化、促进胆汁分泌、保护肝脏等作用。

（6）对肌肉与骨骼的作用：具有舒缓肌肉组织、排毒作用等。

（7）对内分泌系统的作用：具有刺激肾上腺及甲状腺内分泌、降低血压、平衡各分泌系统之间作用等，并含有仿雌激素、植物类固醇。

（8）对女性生殖系统的作用：具有调经、调整乳汁分泌及影响激素分泌等作用。

三、精油的分类

1. 单方精油

某一种植物或植物某一部分萃取的植物精油称为单方精油，通常以该植物名称或植物部位名称命名，一般具有较为浓郁的本植物气味，并且具有特定的功效及个性特点。单方精油的种类，可以依照植物的分类而分成以下几个家族：

（1）柑橘类：佛手柑、葡萄柚、柠檬、橘子等。

（2）花香类：天竺葵、罗马洋甘菊、玫瑰、薰衣草、依兰、橙花等。

（3）草本类：薰衣草、欧薄荷、迷迭香、马郁兰、鼠尾草等。

（4）樟脑类：尤加利、白千层、迷迭香、欧薄荷、茶树等。

（5）辛香类：黑胡椒、姜、小豆蔻等。

（6）树脂类：乳香、没药、榄香、白松香等。

（7）木质类：西洋杉、檀香、松木、杜松、丝柏等。

（8）土质类：广藿香、岩兰草等。

2. 复方精油

复方精油是由多种植物精油根据其不同的特点、性质调配而成的，主要用于对人体潜在病灶等方面的改善。配制复方精油时，要根据人体的具体症状，以适当的单方精油和基底油按一定的剂量搭配，才能达到预期的效果。复方精油是已搭配好的可供立即使用的配方精油，经组合调配后制成成品，使用较为方便，犹如配好药方的成药。

精油的协同作用：当调和后的效果大于各部分总和时，我们称之为协同作用，利用协同的调和精油，我们就可以得到效力倍增的混合物，例如将适量的薰衣草精油加入洋甘菊精油之中，洋甘菊的消炎作用便可大大提升。几种特别的精油彼此之间的相互作用，会为整体的调和精油带来活力，如果只用单种精油，就无法达到这种效果。协同调和精油的要点在于正确的剂量。

四、精油的使用方法

欧式按摩配用的精油都是浓度很高的物质，大量植物才能萃取出一小瓶精油，因此精油非常珍贵，需要妥善地运用。了解精油的应用方法，就能依照当时的需要，选择最适合的使用方式，从而将精油灵活地运用于日常生活中，能让身心健康，并达到提升生活品质的目的。

1. 嗅觉吸收法

（1）熏香式：此法是维持嗅觉顺畅、呼吸自然空气，不受污染物质伤害的最好方式，也可改善环境卫生、净化空气、避免感染病菌。香气可安抚情绪、改善精神状况，如失眠，提升情欲等。熏香的用具以陶瓷做成的熏香台以及无烟蜡烛为加热的能源，也有插电式的熏香灯以及不用加水的熏香器，效果类似。使用时，将开水或洁净的水倒入熏香台上方水盆中，约置入八分满；选择1～3种精油先后滴入盆中，一盆水的总滴数为6～8滴。一个熏香台的理想熏香空间为25平方米左右，房间不可完全密闭，要能透气，内外空气要能对流。可把精油直接加在干燥花中，或将精油混合于基础油中加进干燥花中，亦可让香味持续数天。

（2）蒸气吸入法：是借由呼吸道吸收精油。通常患有呼吸道疾病时较常使用蒸气吸入，例如咳嗽、多痰等。但要注意的是，使哮喘病史的人要避免强烈的蒸气吸入，以免造成呼吸不顺。另外这种方法也可使脸部毛孔打开，让肌肤更清洁，发挥精油对美容的卓越功效。使用方法是将近沸腾的热水注入玻璃、陶瓷或不锈钢的容器（洗面盆、碗或杯子）中，滴入4～6滴精油，以大毛巾或衣服盖住后颈，俯身于容器上方，以口、鼻交替呼吸直到舒适为止。这是治疗感冒及呼吸道感染最速效的方法，也是提神、情绪变换最好的方法。

（3）手帕式：将3～4滴精油滴在面纸或手帕上，开会、驾车、搭乘车船或上课时皆可使用。

（4）手掌摩擦式：用1~3滴调和过的精油用双手摩擦生热，可以立即改善疲倦、提振精神。

（5）喷雾式：在100ml的喷式容器中注满纯水之后，加5~30滴精油摇晃均匀即可使用。直接喷向人时，应由上方45°往下喷。首先要求其先坐下，放松心情，闭上眼睛；而后喷其头顶上空，让雾气缓缓降至头部；待其闻到气味时再喷其他目标，如头发、脸及颈部，一定不能喷眼睛。

2. 按摩吸收法

精油要经过基础油稀释调和后才能使用，经过按摩很快就能被皮肤吸收渗入体内。按摩最好的时机就是在刚洗完澡时，趁着身体微湿时效果最好。按摩时，力道可视需要而有不同，较快较重的按摩，如搓揉，拍击、可提振精神；而轻柔的抚触、按压，则可舒压安抚或帮助睡眠。这种方法可运用在脸部护理、全身按摩、减肥健胸、痛经、腹痛、便秘、淋巴引流等方面。这是一门古老的保养艺术，掌握的原则有三：①身体按摩：10ml基础油加5滴精油；②脸部按摩：10ml基础油加2~3滴精油；③止痛按摩：10ml基础油加50滴精油，只做局部按摩3天。

3. 按敷法

这种方法适用于表皮有创面时，如刀伤、擦伤等，像薰衣草可直接用于烫伤的皮肤上。具体操作是，将患处先处理干净，擦干后，直接将精油涂在患处，小疤痕则可使用棉花棒（避免使用塑胶制的棉花棒）。注意，未经稀释的精油不宜直接涂于较大面积的皮肤上。每一种表皮上的问题，都有两种以上的精油可以选择，可依个人体质来选择，若症状在 3 天后仍无明显的改善，就必须选择另外一种精油。使用时需注意精油不能进入眼睛。

（1）冷敷：使用精油冷敷，能使受伤的肌肉、筋骨部位得到舒缓，通常使用于紧急状况，例如扭伤、瘀伤时，可使用冷敷减轻患部发炎、疼痛的情况。精油冷敷的方法，是准备一盆冷水或冰水，滴入精油后浸入毛巾，再将毛巾轻轻拿起，吸附浮在表面的精油后，将毛巾拧半干，敷在受伤部位，即可舒缓不适。

（2）热敷：以精油热敷，则是借由热力，加速精油成分吸收到皮肤、血液中，使肌肉关节的疼痛、僵硬得到缓解。对深层洁肤、软化角质、经痛、神经痛、风湿关节炎、宿醉等有效。经痛时敷于腹部，宿醉敷于前胸肝脏与后背肾脏部位，肌肉酸痛、关节炎、风湿痛、痛风，除热敷外，还可配合手足、全身的按摩及精油浴或足浴。热敷的方法与冷敷相同，只是将水换成热水。复方纯精油能让人活力充沛。

（3）涂抹：主要是经由皮肤，使其直接吸收精油，涂抹可分为纯油涂抹和稀释过的按摩油涂抹。如果有紧急情况，有时还是可使用纯精油，大约 1~2 滴，直接涂抹在需要之处，例如小部位烫伤可涂 1~2 滴薰衣草，或者说想提神醒脑，涂 1 滴薄荷精油在颈后等。此外，较常用的方式，是将精油以植物油、无香精乳液稀释，涂抹在需要处，如脸部、胃部、脚底等。

4. 沐浴法

精油可用于泡澡或泡脚，但未经稀释的精油，有时会损害某些材料的浴盆，因为精油里的化学物质会同某些材料反应，所以最好选用陶瓷类、不锈钢类或木质的盆。浸泡前先将精油搅匀，水温不能过热，否则精油会很快蒸发，全身放松浸泡约20分钟。

（1）盆浴：这种方法可用于体质调理、妇科感染、泌尿系统感染、疲劳、风湿关节痛、发烧等疾病问题，它可提高新陈代谢，还具有减肥等作用。使用精油沐浴以低于37℃～39℃为原则，因为过高的水温会使精油挥发太快且易使人疲劳，每次浸泡时间为15分钟。浸泡时应避免溅入眼内，并要放足适合个人使用的水之后，才把根据个人所需要的精油滴入，总滴数6～8滴；单方精油也可以用基础油稀释过再滴入水中。精油会漂浮于水面，有的精油会扩散，有的凝聚成圆形，此时需用手掌以水平姿势打散，使精油均匀地分散在水面上。可利用反射原理按摩法，在自己相关的部位，轻柔地按摩。精油的渗透力极强，3分钟即抵达真皮层，5分钟抵达皮下组织，随着我们的血液运行全身。

（2）足浴：对于工作疲累导致的足部浮肿、感冒、冬天双脚寒冷，都可以利用精油4～6滴泡脚来舒缓症状。足浴时是进行足部病理反射按摩最佳时机，只要轻柔地按摩或者加入弹珠轻踩就可以了。

（3）淋浴：淋浴时将3～4滴精油混合沐浴露搓洗全身，边淋浴边呼吸芳香的蒸气，尽情享受沁人肺腑的芳香，可达到对身体滋润的最佳效果。淋浴后抹上一点点按摩油，用毛巾轻轻拭干即可。

（4）灌洗：此法是针对女性有妇科问题的一种沐浴方法。加2滴柠檬精油在有温水的灌洗器里冲洗私处能止痒，消除灼热感，并留下芳香的味道；加 2 滴茶树精油在有温水的灌洗器里冲洗私处，可治疗阴道炎等妇科疾病。

第二节　欧式按摩的基础油及常用精油

一、基础油介绍

1. 甜杏仁油

（1）成分：维生素 A、B_1、B_2、B_6、E 及蛋白质、脂肪酸。

（2）特质：淡黄色，味道轻柔，有润滑性但非常清爽，是一款中性不油腻的基础油。

（3）概说：甜杏仁油属于中性的基础油。它是由杏树果实压榨而得，生产于环地中海区的希腊、意大利、法国、葡萄牙、西班牙以及北非等地。有研究报告表明，甜杏仁油对面疱皮肤有调理作用，对"富贵手"的敏感性皮肤也有保护功效。它与任何植物油皆可互相调和，因此也是最为广泛使用的基础油；食用可治咳嗽。购买时注意不要与苦杏仁油混淆；苦杏仁油有毒，不可使用。

（4）适用：甜杏仁油具有良好的亲肤性，连最娇嫩的婴儿也可以使用。它还含有高营养素，是很好的滋润型混合油。适合婴儿，干性、皱纹、粉刺以及敏感性肌肤使用。它的滋润、软化肤质功能良好，适合做全身按摩用，也能作为治疗瘙痒、红肿、干燥和发炎的配方使用。食用杏仁油可以平衡脑垂体、胸腺和肾上腺的分泌，促进细胞更新。

2. 杏桃仁油

（1）成分：维生素 A、B_1、B_2、B_6、C 以及矿物质。

（2）特质：淡黄色，较甜杏仁油浓稠、黏腻一些，具有营养、缓和、治疗的特性。

（3）概说：取自杏桃核仁，多产于中亚、土耳其一带。经常和甜杏仁油混合使用。

（4）适用：肤色蜡黄或是脸部有脱皮现象的人非常适合；对重病以及身体虚弱的皮肤也很有助益；帮助舒缓紧绷的身体，对早熟的皮肤、敏感的皮肤、发炎干燥的皮肤，可添加 10% ~50% 精油使用。

3. 小麦胚芽油

（1）成分：蛋白质，亚油酸，亚麻酸，维生素 A、D、E、B_1、B_2、B_6 以及矿物质，如钙、磷、铁、锌、镁等，还有不饱和脂肪酸，如亚麻油酸、亚麻脂酸、油酸和卵磷脂。

（2）特质：黄棕色，取自小麦种子发芽的部位，多产于美国、澳洲等地区。

（3）概说：含大量天然维生素 E，是一种抗氧化剂。它抗氧化的特质可延长复方精油的保存期限，只需 10% 的量添加在配方中即可。小麦胚芽油能清除自由基，促进人体代谢，预防老化，内服可预防治高血压、动脉硬化，心脏病及癌症等多种疾病。

（4）适用：消化、呼吸以及血液循环系统的配方皆适用。它含有脂肪酸可促进皮肤再生，对干性皮肤、黑斑、疤痕、湿疹、牛皮癣、妊娠纹等都有滋润效果。

4. 荷荷芭油

（1）成分：矿物质、维生素、蛋白质、似胶原蛋白、植物腊等。

（2）特质：呈黄色，萃取自荷荷巴的种子。非常滋润，无任何味道，油质较轻滑，似脂腺分泌的油脂。荷荷巴是一种沙漠植物，如南加州、亚利桑纳州、以色列、澳洲等地区均有生产。它具有高度稳定性，能耐强光，高温而保持结构不变，是可以久藏的油。

（3）概说：它有良好的渗透性，只要有空隙，都可以渗透；也具有耐高温的特质，并且分子排列和人的油脂非常类似，是稳定性极高、延展性特佳的基础油，适合油性敏感皮肤、风湿、关节炎、痛风的人使用，同时是良好的护发素。荷荷芭油也含丰富维生素 D 及蛋白质，是很好的滋润及保湿油，可以保持皮肤水分，预防皱纹以及软化皮肤，适合成熟及老化皮肤，常用于脸部、身体按摩及头发的保养。

（4）适用：适合油性皮肤及发炎的皮肤、湿疹、干癣、面疱，可以改善粗糙的发质，是头发用油的最佳选择。除防止头发晒伤和柔软头发外，还可帮助头发乌黑及预防分叉。

5. 葡萄籽油

（1）成分：维生素 B_1、B_3、B_5、C、E，叶绿素，微量矿物元素，必需脂肪酸，果糖，葡萄糖，钾，磷，钙和镁以及葡萄多酚。

（2）特质：淡黄色或淡绿色，无味、细致、清爽不油腻，最大产地在中国。

（3）概说：葡萄籽最为称道的是含有两种重要的元素，亚麻油酸以及原花色素。亚麻油酸是人体必需而又为人体所不能合成的脂肪酸，可以抵抗自由基、抗老化，帮助吸收维生素 C 和 E，强化循环系统的弹性、降低紫外线的伤害，保护肌肤中的胶原蛋白，改善静脉肿胀与水肿以及预防黑色素沉淀。

原花色素具有保护血管弹性、阻止胆固醇囤积在血管壁上及减少血小板凝固。对于皮肤，原花青素可以保护肌肤免于紫外线的荼毒、预防胶原纤维及弹性纤维的破坏，使肌肤保持应有的弹性及张力，避免皮肤下垂及皱纹产生。葡萄籽中还含许多强力的抗氧化物质，如肉桂酸、香草酸等多种天然有机酸。

（4）适用：渗透力强，可在面部按摩及治疗时用，尤其是细嫩敏感皮肤及油性、暗疮、粉刺皮肤。含丰富维生素 E、矿物质、蛋白质，能增强肌肤的保湿效果，同时可润泽、柔软肌肤，质地清爽不油腻，易为皮肤所吸收。

6. 澳洲坚果油

（1）成分：矿物质、蛋白质、多种不饱和脂肪酸、棕榈烯酸。

（2）特质：深黄色，主产于澳洲，味重如坚果味，质地颇厚，滋润性佳。

（3）概说：澳洲坚果油它含有皮肤形成油脂保护层所必备的营养素，最重要的是油性温和，不刺激皮肤，延展性良好，有油腻感，渗透性良好，对各种精油溶解度高。因此其使用上很方便，只需添加 10% 在植物油的配方即可。

（4）适用：可以做保湿霜，可以使肌肤柔软而有活力，保护细胞，滋润、保湿。身体护肤乳液也可以加澳洲坚果油，增加它的润滑度以及滋养度。

7. 酪梨油

（1）成分：矿物质，蛋白质，维生素 A、B、B_2、D、C、E 以及卵磷脂。

（2）特质：甜甜的水果香，带有些油脂感以及果实的味道，味较重、颜色偏绿；不适合单独使用，10% 的量便足够。主要产于美洲赤道地区。

（3）概说：从干燥的果实中压榨的酪梨油营养素丰富、质地较重，属渗透较深层的基础油。中南美洲的印加文明时期，当地人即发现它丰富的营养素，是他们主要的食物之一。

（4）适用：适合干性、敏感性及湿疹肌肤使用。在脸部的使用上它可以做清洁乳，深层清洁效果良好，对新陈代谢、淡化黑斑、消除皱纹均有很好的效果。

8. 橄榄油

（1）成分：单不饱和酸、饱和脂肪酸、蛋白质、维生素 E。

（2）特质：呈淡黄色，温和不刺激，但有一些苦味。沿地中海岸栽植的品种，品质最佳。

（3）概说：食用橄榄油含有大量不饱和脂肪酸，对心血管有很好的作用。不过芳香疗法用的橄榄油必须经过冷压萃取，与食用油不一样。由于它的刺激性极低，对阳光晒伤有缓和功能，可用于小孩。不过因为有特殊味道，在芳香疗法上，目前橄榄油仅使用于减肥、老化、晒伤及各种风湿、关节扭伤等。

（4）适用：可制成护发油、防晒油，可使皮肤变得柔软有弹性。

二、玫瑰精油

1. 精油简介

玫瑰精油是世界上最昂贵的精油，被称为"精油之后"。玫瑰原产于东方，但如今已遍布全世界，主要种植于温带。原始的品种包括野生玫瑰共有 250 种不同种类，而混种、变种则有成千上万种。现今有 30 多种称为"香味玫瑰"，但其中只有 3 种是其他玫瑰的"亲代"。由于它们花香优雅，而以大片面积栽种。第一种是红玫瑰，最易繁殖，原产于高加索，常称为法国玫瑰、普罗因玫瑰或安娜托利亚玫瑰。第二种是千叶玫瑰，原产于波斯，常称为普罗旺斯玫瑰或伊斯帕罕玫瑰，是红玫瑰的子代，为苔苏玫瑰与卷心玫瑰的亲代。第三种是大马士革玫瑰，原产于叙利亚，香味扑鼻，是最常供蒸馏精油的玫瑰，也最具医疗价值。

玫瑰属蔷薇科，奇数羽状复叶，椭圆形，有边刺，气味为甜而沉的纤细花香，最早起源自保加利亚，目前法国、土耳其、摩洛哥皆有种植。精油油脂萃取自花瓣，呈淡黄色，产量比很少，3000 ~ 5000kg 花瓣才可生产 1kg 左右，故玫瑰精油价格昂贵。

2. 精油疗效

（1）健康功效：洁净、调理子宫，缓解经前症候群，调整女性内分泌和月经周期，改善性冷感、更年期不适；

还可改善反胃、呕吐及便秘、头痛。

（2）情绪功效：镇定、减压、安眠、安抚、兴奋、催情、增强自信、缓解愤怒忧伤，能使女人对自我产生积极正面的感受。

（3）心理疗效：可平抚情绪，特别是沮丧、哀伤、忌妒和憎恶的时候；还可提振心情，舒缓神经紧张和压力。

（4）生理疗效：①玫瑰是绝佳的子宫补品，能镇定经前紧张症状，调节月经周期。对不孕症、性冷感与性无能相当有帮助。②活血化瘀，降低心脏充血现象，强化微血管；情绪低落时，可平衡并强化胃部，能净化消化道，也能改善反胃、呕吐和便秘。③缓解痛经：玫瑰精油和天竺葵精油各4滴，滴于一盆热水中，浸湿毛巾热敷下腹部半个小时，可治疗痛经；或玫瑰精油2滴、天竺葵精油2滴、基础油5ml，以顺时针方向轻柔地按摩下腹部，可解除痛经。

（5）皮肤疗效：①适用于所有的皮肤，特别有益于成熟、干燥硬化或敏感的皮肤。其紧实、舒缓的特性，对炎症等很有帮助；由于它还能收缩微血管，所以是治疗小静脉破裂的神奇法宝。

（6）口服玫瑰精油的功效：①缓和肾上腺皮脂的分泌，平抚忧郁、烦躁情绪，提振精神，改善睡眠，缓解压力。②调节激素水平，增强性欲，改善月经不调，对性欲下降、性冷淡有奇妙的改善作用。③提高机体免疫力，改善及增强泌尿系统机能。④增强肌肤胶原纤维活性，消炎镇静，收敛微细血管，以内养外淡化斑点，促进黑色素分解及代谢，改善肤色晦暗现象，令肌肤白嫩娇艳。⑤活化、促进血液循环，改善脾脏功能。⑥一定的抗菌、抑菌功能，具有促进肠道蠕动，改善便秘等作用。⑦激发女性自身的激素，增高体内雌激素水平，丰满结实胸部，修复妊娠纹，帮助女性保持完美体态。

3. 精油应用

玫瑰精油能调整女性内分泌，滋养子宫，缓解痛经，改善性冷感和更年期不适。此外，它具有很好的美容护肤作用，能以内养外，淡化斑点，促进黑色素分解，改善皮肤干燥，恢复皮肤弹性，让女性拥有白皙、充满弹性的健康肌肤，是最适宜女性保健的芳香精油。

玫瑰精油能够抗菌、抗痉挛、杀菌、催情、净化、镇静、补身。适用所有肤质，尤其是成熟干燥、敏感、红肿或发炎的皮肤。

玫瑰精油还常常应用于偏头痛、喉咙痛、咳嗽、便秘、阳痿、早泄、性冷淡、月经不调等方面。

4. 使用方法

（1）薰香：利用薰香灯或薰香器，将玫瑰精油数滴加入水中，利用薰香器具加热水温，使精油散发于空气中。

（2）沐浴：将玫瑰精油数滴或 50～100ml 玫瑰原液（香水）加入热水池中，先充分搅拌后再进入池内，水温控制在 39℃ 左右，无须太热，由于玫瑰精油不易溶解于水中，可先将精油加入基础油、牛奶、蜂蜜、浴盐中，以便与水混合。

（3）泡脚：在盆中加入热水（水温约为 40℃ 左右）至脚踝高度，滴入精油 1 滴，或 50～100ml 玫瑰原液（香水）浸泡。

（4）皮肤保养：每天早上洗脸时，把一滴玫瑰精油滴于温水中，用毛巾按敷脸部皮肤，可延缓衰老，保持皮肤健康亮丽。

（5）皮肤按摩：把玫瑰精油2滴、檀香精油2滴滴在5ml按摩底油中，每周1~2次做脸部皮肤按摩，可使皮肤滋润柔软，年轻有活力。如作全身按摩，可制造浪漫激情，令全身肌肤滋润水嫩。其香气具有催情作用，更可延缓衰老。

（6）痛经：用玫瑰花、天竺葵各4滴滴于一盆热水中，浸湿毛巾热敷下腹部半小时，可治疗痛经。用玫瑰花2滴、天竺葵2滴于5ml按摩底油中，以顺时针方向轻柔地按摩下腹部，可解除痛经。

（7）浪漫玫瑰香花浴：在一浴缸温水中滴入8~10滴玫瑰精油，泡浴15~20分钟，使全身都得到玫瑰精油的滋养。玫瑰浴后先不要把衣服穿上，用浴巾包裹身体，静坐15分钟做深呼吸，使身体得到更好放松，可延缓寿命，提升个人气质，玫瑰花浴可每周1~2次。

5. 注意事项

（1）未稀释的精油不宜直接接触肌肤。

（2）孕妇、癫痫病患者、儿童或皮肤过敏者不宜使用。

（3）精油不可内服。

（4）紧闭瓶盖贮存，放置于通风、阴凉、避光处。

三、依兰精油

1. 精油简介

依兰精油，依兰花的萃取物，无色或黄色，流质状，清澈而有奇香且厚重。它在平衡激素方面声誉卓著，用以调理生殖系统的问题极有价值。依兰树为小乔木，叶片为椭圆形，花片为狭长型，花朵颜色有黄色、粉红、紫蓝，甜甜的花香，带着异国风情的厚重感。精油为蒸馏花朵而得，以黄色花朵萃取之淡黄色精油最佳，主要产地在马来西亚，菲律宾、缅甸及澳洲，菲律宾所产之精油品质最好的。依兰在马来西亚被称为"花中之花"，也被称为"香水树"，是香水最重要的原料之一，香味和夜来香有点类似，并带点丁香及松油的感觉。

2. 精油疗效

（1）心灵疗效：适合在容易兴奋的情况下使用，可调节肾上腺素的分泌，放松神经系统，使人感到欢愉；可舒解愤怒、焦虑、震惊、恐慌以及恐惧的情绪；可治疗性冷淡、忧郁、沮丧、失眠、神经紧张、嫉妒、愤怒、挫折。非常适用于治疗忧郁、愤怒或由于惊吓和重创所造成的精神创伤。

（2）身体疗效：①依兰精油可称为子宫之补药，用在剖腹产之后，能给产妇一种温暖的感受。②其抗沮丧和催情的特性可用来帮助改善性冷感和性无能。③其对呼吸急促和心跳急促特别有效，具有镇定作用，还能降低高血压。整体而言，依兰精油对神经系统有放松的效果，但使用时间过长反而会引起反效果。④其抗菌的特质对肠道感染也颇为有益。

（3）皮肤疗效：依兰精油能平衡油脂分泌，对油性及干性皮肤均有帮助，可保湿、淡化细纹、柔嫩肌肤。它对头皮也有滋养效果，能让新长出来的头发光泽动人。

3. 使用方法

依兰精油属于相当长效气味的精油，用于负离子阔香只需 2~3 滴，可持续超过三天，相当适合用来作为自制的精油香水，是很好的定香剂。建议可与广藿香、岩兰草、玫瑰草等调和，会有相当意外的效果，若与其他花系，例如橙花、薰衣草、茉莉等配合使用，也会有相当幽雅的复合气味。

4. 注意事项

（1）使用浓度过高或使用时间过长，可能会导致头痛、恶心、呕吐等。

（2）炎症或湿疹的皮肤应避免使用。

（3）神经系统衰弱者不可使用，两岁以下儿童小心使用。

四、佛手柑精油

1. 精油简介

佛手柑精油萃取自佛手柑的果皮，呈翠绿色，味道较清新，类似橙、柠檬，略带花香。

2. 精油疗效

（1）皮肤疗效：抗菌作用明显，对湿疹、干癣、粉刺、疖疮、静脉曲张、疱疹、脂溢性皮炎有疗效；尤其可以平衡油性肤质的皮脂腺分泌。和尤佳利并用时，对皮肤溃疡疗效绝佳。

（2）生理疗效：可以改善尿道炎、膀胱炎；能减轻消化不良、胀气、绞痛、食欲不振等症状；还能驱除肠内寄生虫，并明显消除胆结石。

（3）心理疗效：既能安抚，又能提振，是焦虑、沮丧、精神紧张时的最佳选择。

3. 注意事项

佛手柑精油分为光敏佛手柑精油和无光敏佛手柑精油两种，使用光敏佛手柑后请勿晒太阳，避免产生光敏反应；这种光敏反应会持续好几天，但低于2%的佛手柑精油没有光敏反应。敏感皮肤尽量选择无光敏佛手柑精油。另外，因为精油是浓缩、高效的物质，安全地使用需要事前掌握一些操作上的知识。精油应远离幼儿，妊娠期禁止使用精油，使用应避免精油接触眼睛、鼻子和耳朵。如在使用精油时出现皮肤敏感症状，或精油意外接触眼睛，应立即用纯净的植物油冲洗，切勿用水冲洗。

五、天竺葵精油

1. 精油简介

天竺葵精油非常迷人，为淡淡的绿色。它的味道初闻起来感觉和玫瑰油很像，但仔细感觉就可以分出它们的不同，天竺葵精油的阴柔特质没有玫瑰显著。天竺葵的味道，可说是介于玫瑰油的香甜和佛手柑的强烈之间，具有强烈的综合甜味，玫瑰和薄荷的复合味。

2. 精油疗效

（1）皮肤疗效：①适合各种皮肤，能平衡皮脂分泌，使肌肤饱满；②对毛孔阻塞及油性皮肤也很好，堪称一种全面性的洁肤油；③能促进血液循环，使苍白的皮肤较为红润有活力；④对湿疹、灼伤、带状疱疹、体癣及冻疮有益。

（2）心理疗效：①平抚焦虑、沮丧，还能提振情绪；②影响肾上腺皮质激素内分泌，让心理恢复平衡，缓解压力。

（3）生理疗效：①改善经前症候群、更年期问题（沮丧、阴道干涩、经血过多）；②天竺葵具有利尿的特性，可帮助肝、肾排毒；③强化循环系统，使循环更加顺畅。

3. 精油应用

（1）止痛、抗菌、增强细胞防御功能。

（2）适用所有皮肤，有深层净化和收敛效果，平衡皮脂分泌。

（3）促进皮肤细胞新生，修复疤痕、妊娠纹。

（4）可用于泌尿系统感染。

（5）可用于平复心情。

4. 使用方法

可以与茉莉、薰衣草、橙花、苦橙叶、玫瑰、迷迭香、檀香、甘菊等配合应用，可以加强其治疗的效果，强化其甜美的味道等。

六、薰衣草精油

1. 精油简介

薰衣草精油是由薰衣草提炼而成的，黄色、淡黄色或黄绿色，每100kg可萃取约0.5kg，可以清热解毒、清洁皮肤、控制油分、祛斑美白、祛皱嫩肤、祛除眼袋及黑眼圈，还可促进受损组织再生恢复等护肤功能。薰衣草主要生长于欧洲，尤其是西欧、南欧、地中海沿岸，几乎遍布薰衣草。其最佳产地有法国普罗旺斯、英国诺福克等地。法国南部所产的薰衣草是芳香疗法所公认的最上等薰衣草。

2. 精油疗效

（1）美容功效：①制成收敛化妆水，只要轻轻敷于面部，可以祛除青春痘、疤痕、各种色斑等。适用于任何皮肤，尤其对日晒的皮肤有很好的功效。②薰衣草精油是水蒸馏提取，它性质温和，气味芳香，有怡神净心、止痛、助睡眠、舒缓压力的作用。随着香气的扩散，空气中的阳离子增多，可进一步调节人的神经系统，促进血液循环，增强免疫力和机体活力。

（2）医疗功效：现在医学表明，具有挥发性的芳香气味多淡而不薄，散而不走，缓缓释放且久留于空间，被人体吸收后，通过呼吸作用散布全身。香气挥发物能够强有力地刺激人的呼吸中枢，促进人体与外界的气体交换，从而促进血液循环，增强机体活力。此外，它还可缓解消化道痉挛、消除肠胃胀气、预防恶心晕眩、缓和焦虑及偏头痛、预防感冒等。

（3）其他功效：薰衣草也是日用品中不可缺少的成分，如洗手液、护发水、护肤油、芳香皂、按摩油、熏香、香熏枕等。

3. 精油应用

用薰衣草精油泡澡，可起到净化皮肤、收敛、抗感染等功效，可调理油腻不洁的皮肤。它还可以治疗粉刺暗疮、脚气、皮炎、湿疹、面疱、雀斑等多种皮肤炎症。痛经时使用薰衣草精油的按摩配比：甜杏仁油 20ml、薰衣草精油 4 滴、玫瑰精油 3 滴、天竺葵精油 3 滴；护肤使用的配比：乳液 50ml、薰衣草精油 6 滴、洋柑橘精油 2 滴、佛手柑精油 2 滴；缓解压力熏香方法的配比：薰衣草精油 3 滴、橙花精油 3 滴、回青橙精油 2 滴；治疗感冒的配比：薰衣草精油 2 滴、薄荷精油 2 滴。

4. 使用方法

（1）蒸薰法：①香熏炉熏香法：把清水倒进香熏炉的盛水器中，加入 5～6 滴精油。燃点蜡烛放置在香熏炉内，待热力使水中精华油徐徐释放出来。调配不同的精油滴入香熏炉中，便可得到不同的效果，有助于制造不同的气氛。②加湿器熏香法：在加湿器的水箱中直接加入 5～8 滴精华油，使精油随加湿器的水雾散发到空气中。③暖气机香熏法：将棉球沾上精华油，放在暖气管散发热气的地方，使精油随暖气散发到空气中。④居家吸入法：把近沸腾的热水注入玻璃或瓷质的盆中，选择 1～3 种精油滴于热水里，总数不超过 6 滴，将精油充分搅匀后，以大浴巾将整个头部及盆覆盖，用口、鼻交替呼吸，维持 5～10 分钟。⑤简单吸入法：将精油 1～3 滴滴于面巾或手帕中嗅吸。

（2）按摩法：保健按摩一般从背部做起，两手放在臀部上方的脊椎骨两侧，手掌朝下，沿椎骨两侧向肩膀移动，到颈部时，双手向外，一面按摩两胁，一面按摩肩膀，再回到起点，按摩时必须一气呵成，中途切勿停止。把 3 滴 2～3 种单方精油稀释于 3～4ml 的植物按摩油中，做脸部、头部、颈肩部或身体按摩。按摩法可加强血液循环，排除体内毒素。

（3）香薰漱口法：将2～3滴精油滴入一杯水中搅匀，漱口10秒钟后吐出，重复至整杯水用完。每天香薰漱口，可保持口气清新，保护牙齿，减轻喉炎。常用精油有茶树精油、薰衣草精油、薄荷精油。牙痛时，把一滴不需稀释的肉桂精油，直接用棉签点在牙痛部位，即可立即缓解牙痛。

（4）按敷法：冷敷或热敷法。把3～6滴芳香精油加入冷水或热水中，均匀搅动后，浸入一块毛巾，再把毛巾拧干，敷在面部，并用双手轻轻按压盖，使带有精油的水分能尽量渗入皮肤，重复以上步骤5～10次。身体部位按敷时，水和精油的比例约为200ml冷水或热水兑5滴精油，面部则只用1滴精油即可。冷敷有缓解疼痛、镇定、安抚的作用；热敷有助促进血液循环、排解毒素或增加皮肤的渗透的作用。常用精油有薰衣草、紫罗兰、迷迭香、天竺葵、茉莉、玫瑰、柠檬等。

（5）喷洒法：把精油加在蒸馏水中，放于喷雾瓶中，随时喷洒于床、衣服、家具、宠物、书橱、地毯上，可起到消毒除臭，改善生活环境的作用。常用的精油有迷迭香、柠檬、甜橙、薄荷、天竺葵、尤加利等。

（6）香薰蒸汽浴：可选用薰衣草、洋甘菊、薄荷、芬多精、甜橙、尤加利、柠檬等精油混入水中，比例为每600ml水加2滴精油。把混合后的水浇在蒸气房的热源上（如烧红的石头），带着香薰的蒸气便徐徐散出，它们是身体及皮肤的绝佳保养剂和去毒剂，对细菌和病毒具绝佳的消灭效果。

（7）手足浴：准备一盆温热水，滴入5～6滴精油，再将整个脚掌或双手浸泡在盆内大约 10 分钟。此法可治疗肌肉酸痛，促进血液循环。手部护理时加入玫瑰精油更可使皮肤滋润，秋冬季节使用效果更佳。

5. 注意事项

（1）精油不宜内服，除非获得芳香治疗师或医师的指示。患有心脑血管、神经及肾脏方面疾病的病人小心使用。

（2）精油不能取代药物。因此，使用后如症状未改善，一定要看病就医。绝不可因使用精油而放弃原先已在使用的药物。

（3）精油必须稀释后才能使用，除非有其他特别的建议。

（4）避免小孩直接碰触，以免误用而发生危险。

（5）精油必须储存于密封完好他深色玻璃瓶内，放置于阴凉的场所，避免阳光直射。这样可以延长香精油寿命及确保香精油的疗效。

（6）避免于塑料、易溶解或油彩表面的容器中使用精油，稀释香精油时，需使用玻璃、不锈钢或陶瓷器皿。

（7）新生儿（2 周内）不可使用精油。2 周后可用薰衣草一滴于浴盆内。12 岁以下儿童所有精油必须被稀释为成人使用量的 1/4。12 岁以上儿童则为成人用量的 1/2。

（8）皮肤或体质敏感者需在使用前先进行敏感测试。

（9）按指示用量，勿参考其他精油供应厂商的建议使用量。不同厂牌应避免混用，以确保效果及避免反效果。

（10）精油只溶解于酒精和乙氯仿，不能溶解于蒸馏水中。精油喷在衣物上会留下油渍。

七、其他常用精油

1. 茶树精油

高挥发油，是从茶叶杆中提取出来的，最大的功效是消炎、杀菌，对妇科疾病、脚气、口腔溃疡等效果较好。其疗效包括：

（1）心灵疗效：提升个人信心，平衡兴奋过度，恢复活力，清醒头脑，尤其适用于受惊吓的情况。

（2）皮肤疗效：净化效果极佳，可改善伤口感染化脓的现象，可用于水痘和带状疱疹等，还可应用于灼伤、晒伤、手足癣、疣和疱疹等，也可治疗头皮屑、口腔溃疡。

（3）生理疗效：茶树油是强效的杀菌精油，能帮助人体免疫系统抵抗细菌，并可缩短感染时间；还有促排汗的作用，利用排汗的方式，人体毒素就可通过汗腺排出体外。

2. 茉莉精油

中挥发油，从茉莉花瓣中提取，可用于丰胸、补水、生产时减痛等，主要针对于干性皮肤。其疗效包括：

（1）心灵疗效：阳性温暖的精油可以增加爱欲和性感，低剂量可以帮助睡眠，令人精神愉快有助于恢复精力。

（2）身体疗效：能够减轻女性痛经，舒缓子宫痉挛，是用于生产时的最佳精油，能强化子宫收缩，加速生产，尤其对平缓生产阵痛效果显著。在男性方面是首选的治疗男性疾病的精油。

（3）皮肤疗效：对干燥、缺水、过油以及敏感性肌肤有调理作用，具有消炎、镇痛、淡化疤痕及妊娠纹的效果。

3. 洋甘菊精油

中挥发油，从洋甘菊花中提取，可预防过敏，缓解疼痛，可以做眼霜。其疗效包括：

（1）心灵疗效：抗忧郁，舒解憔悴，平复情绪，治疗失眠。

（2）身体疗效：对偏头痛、耳痛、牙痛、胃胀气、胃溃疡、腹泻、腹痛、关节疼痛等效果显著，对于月经量少、经期疼痛、月经不规则都有疗效。

（3）皮肤疗效：对于干性、敏感性皮肤效果极好，可治疗面疱、癣等，对微血管破裂有不错的功效。还可保护脆弱敏感的眼部皮肤，可以用作眼霜，婴儿也可使用。

4. 柠檬精油

高挥发油，从柠檬果皮中提取，淡化深层色斑的效果极好，对身体没有副作用，为感光精油。其疗效包括：

（1）心灵疗效：可以振奋、集中精力、清醒头脑。

（2）身体疗效：可治疗腹泻，防蚊虫叮咬，抗感染，对油腻的头发和皮肤有洁净的疗效，可以增进食欲。

（3）皮肤疗效：可以祛除老死细胞，使暗淡的肤色明亮，紧实微血管，促进胶原蛋白产生，淡化黑色素，软化瘢痕组织，预防指甲叉裂，淡化妊娠纹。

5. 甜橙精油

挥发快油，从橙果皮中提取，可以淡斑、美白和补水。其疗效包括：

（1）心灵疗效：舒缓紧张压力，平缓心情。

（2）身体疗效：抗感染，改善毛发光泽，帮助消化，促进血液循环（常做肠胃保养用）。

（3）皮肤疗效：净化皮肤，改善皮肤缺水，收敛毛孔，淡化斑点，美白。

6. 薄荷精油

提神醒脑，治血毒性暗疮。其疗效包括：

（1）心灵疗效：净化室内空气，安抚愤怒，令人冷静，使人头脑清醒，活化思考。

（2）身体疗效：提神醒脑，消除体味，改善肩周炎、颈椎病，治疗头痛感冒、肌肉酸痛、消化不良。

（3）皮肤疗效：有益于油性发质和肤质，治疗暗疮皮肤，清除黑头粉刺，收缩毛孔，排除毒素。

7. 檀香精油

挥发慢油，木心中提取，可做颈霜使用。其疗效包括：

（1）心灵疗效：抗忧郁，消除不安与烦恼，增强自信心。

（2）皮肤疗效：有益于干燥、老化的肌肤，对于红血丝上浮肌肤有疗效，还可改善面疱和感染性伤口。

（3）身体疗效：补充精力，增强性功能，改善气管炎、淋巴炎、恶心反胃等。

第五章 欧式按摩的局部解剖基础

第一节 人体局部肌肉的分布与功能

一、头面部肌肉分布与功能

（一）面部肌肉

面部表情肌属于皮肤，为一些薄而纤细的肌纤维。一般起于骨或筋膜，止于皮肤。收缩时牵动皮肤，使面部呈现出各种表情。主要分布于面部的孔、裂周围，如眼裂、口裂和鼻孔周围。可分为环形肌和辐射肌两种，有闭合或开大上述孔裂的作用。人类面部表情肌肉较其他动物发达，而人耳周围肌已明显退化。

1. 颅顶肌

分布：阔而薄，包括左右各一块枕额肌，由两个肌腹和中间的帽状腱膜构成。前方的肌腹位于额部皮下，称额腹；后方的肌腹位于枕部皮下，称枕腹。帽状腱膜很坚韧，连于两肌腹间，与头皮紧密结合，但与深部的骨膜间则隔以疏松结缔组织。

功能：枕腹收缩时可向后牵拉帽状腱膜；额腹收缩时可提眉并使额部皮肤出现皱纹。

2. 眼轮匝肌

分布：位于眼裂周围，呈扁椭圆形。

功能：收缩时可使眼裂闭合。由于少量肌束附着于泪囊，促使泪液经鼻泪管流入鼻腔。

3. 口周围肌

分布：口周围肌包括辐射状肌和环形肌两种。辐射状肌分别位于口唇的上、下方。环形肌称口轮匝肌，肌纤维环绕口裂。在面颊深部还有一对颊肌，紧贴口腔侧壁黏膜。

功能：辐射状肌能上提上唇，下降下唇或拉口角向上、下或外等不同方向。环形肌收缩时关闭口裂。颊肌可使唇、颊紧贴牙齿，帮助咀嚼和吸吮，还可外拉口角。

（二）面侧部肌肉

1. 咬肌

分布：浅部纤维起自颧弓前 2/3，深部纤维起于颧弓后 1/3 及其内面，为强厚的方形肌肉，纤维行向下后方，覆盖于下颌支外面，止于下颌支外面及咬肌粗隆。

2. 颞肌

分布：起于颞窝，为扇形扁肌。肌束向下汇聚，通过颧弓深面，以强大的肌腱止于颌骨冠突。

3. 翼内肌

分布：以强大肌腱起于翼突窝及上颌结节。纤维向外上方，止于下颌角内面的翼肌粗隆。

4. 翼外肌

分布：起于蝶骨大翼的颞下面及翼突外侧板的外侧面，有两个头，纤维行向后外，止于下颌颈、关节盘和关节囊。

功能：咬肌、颞肌和翼内肌收缩主要作用在于能上提下颌骨（闭口）；两侧翼外肌同时收缩，使下颌骨向前，并参与张口；一侧翼外肌收缩，则使下颌骨转向对侧；颞肌后部纤维收缩，可拉下颌骨向后。咀嚼肌由三叉神经的下颌神经运动支配。一侧下颌神经损伤，患者张口时，下颌歪向患侧；咬合时，患侧咬肌、颞肌无力。

二、颈部肌肉分布与功能

1. 颈阔肌

分布：阔而薄，起于胸大肌上部和三角肌表面的筋膜，向上行，前部肌纤维附于下颌下缘。后外侧部纤维越过下颌骨下缘延至面部，与口角的肌肉纤维交织。前部纤维在颏下方与对侧颈阔肌纤维交织，而越往下两侧肌间的距离越远。颈阔肌变异较大，可一侧或双侧缺如。

功能：收缩时，颈部皮肤出现斜行皱纹。其前部纤维可协助降下颌，后份纤维可牵下唇和口角向下。颈阔肌受面神经颈支及颈丛皮支支配。

2. 胸锁乳突肌

分布：以两头分别起于胸骨柄和锁骨的胸骨端，合成一个肌腹，斜行向外上方，止于乳突和枕骨上项线的外侧部。

功能：一侧收缩时，可使头倾向同侧面部转向对侧；两侧同时收缩，可使头后仰，并可屈颈。

3. 斜角肌

分布：前斜角肌起自第 3~6 颈椎横突前结节，止于第

1 肋斜角肌结节。中斜角肌起自第 3～7 颈椎横突后结节，止于第 1 肋中份上面。后斜角肌起自第 5～6 颈椎横突后结节，止于第 2 肋中份。

功能：颈侧屈、侧旋、前屈，上提 1、2 肋。前、中斜角肌之间称斜角肌间隙，内有锁骨下动脉和臂丛神经通过。前斜角肌肥厚或痉挛，可压迫锁骨下动脉和臂丛神经，引起前斜角肌综合征。

4. 头夹肌

分布：起于上部胸椎和第 7 颈椎的棘突及项韧带，止于枕骨上项线和乳突。

功能：单侧收缩，使头向同侧转动。

5. 颈夹肌

分布：起于第 3～6 胸椎棘突，止于第 1～3 颈椎横突。
功能：使头后仰。

三、胸部肌肉分布与功能

1. 肋间外肌

分布：位于相邻两肋之间。起于上位肋骨下缘，肌纤维斜向前下方，止于下位肋骨上缘。

功能：提肋助吸气。

2. 肋间内肌

分布：位于肋间隙的深面。起自下位肋骨的上缘，肌纤维斜向前上方，与肋间外肌的纤维方向呈交叉状，止于上位肋骨的下缘。

功能：降肋助呼气。

3. 肋间最内肌

分布：位于肋角至腋前线的肋间隙段。肌纤维方向与肋间内肌相同。肋间血管和神经穿行于肋间内肌与肋间最内肌之间。

功能：降肋助呼气。

四、腹部肌肉分布与功能

1. 腹直肌

分布：位于腹前外侧壁正中线的两侧，居腹直肌鞘中，为上宽下窄的带形肌，起自耻骨联合和耻骨结节之间，肌束向上止于胸骨剑突及剑突旁第 5~7 肋软骨的前面。肌的全长被 3~4 条横行的肌腱划分成多个肌腹。与腹直肌鞘的前层紧密结合。

功能：脊柱前屈，胸廓下降，增加腹压。

2. 腹外斜肌

分布：位于腹前外侧壁的浅层，为一宽阔扁肌，起自下 8 肋骨外面，肌束由后外上方斜向前内下方，一部分止于髂嵴，而大部分在腹直肌外侧缘处移行为腹外斜肌腱膜。腱膜向内侧参与腹直肌鞘前层的构成，腱膜的下缘卷曲增厚连于髂前上棘与耻骨结节之间，形成腹股沟韧带。

功能：保护腹腔脏器，收缩时可以缩小腹腔，增加腹压以协助呼吸、排便、分娩和呕吐，又可使脊柱前屈、侧屈和旋转等。

3. 腹内斜肌

分布：位于腹外斜肌深面，起自胸腰筋膜、髂嵴和腹股沟韧带外侧半，大部分肌束向内上方，小部分肌束向内下，在腹直肌外侧缘移行为腹内斜肌腱膜。腱膜向内侧分为前后两层并包裹腹直肌，参与腹直肌鞘前后层的构成，肌纤维下部游离呈弓状。其腱膜的下内侧部与腹横肌腱膜形成腹股沟镰（又称联合腱），止于耻骨。

功能：增加腹压，使脊柱前屈、侧屈及回旋。男性腹内斜肌最下部的肌束与腹横肌最下部肌束一起，包绕精索和睾丸而成提睾肌，收缩时可上提睾丸。

4. 腹横肌

分布：位于腹内斜肌深面，起自下 6 肋骨内面、髂嵴和腹股沟韧带外侧部，肌束横行向前，移行为腹横肌腱膜，参与构成腹直肌鞘后层。腹横肌的最下部肌束及其腱膜下内侧部分，分别参与提睾肌和腹股沟镰的构成。

功能：增加腹压，使脊柱前屈、侧屈及回旋。

五、上肢肌肉分布与功能

（一）上臂部肌肉分布与功能

1. 胸大肌

分布：位于胸前外侧壁上部浅层内，呈扇形。起自锁骨的内侧半、胸骨和第 1～6 肋软骨等处，各部肌束集合向外，以扁平腱止于肱骨大结节嵴。

功能：使肱骨内收和旋内，上肢固定可上提躯干，并上提肋以助吸气。

2. 胸小肌

分布：位于胸大肌的深面，呈三角形。起自第 3～5 肋前面，止于肩胛骨喙突。

功能：牵拉肩胛骨向前下方；如肩胛骨固定，可上提

3～5肋，协助吸气。

3. 锁骨下肌

分布：起于第1肋软骨，止于锁骨肩峰端下面。

功能：使锁骨外端向下内。

4. 前锯肌

分布：位于胸廓侧面，以肌齿起自上8或9个肋骨外面，肌束向后内行，经肩胛骨前面，止于肩胛骨的内侧缘。

功能：可拉肩胛骨向前，并使肩胛骨紧贴胸廓；如肩胛骨固定，则可提肋以助吸气，前锯肌瘫痪时，肩胛骨内侧缘翘起，称"翼状肩胛"。

5. 三角肌

分布：起于锁骨外侧1/3、肩峰及肩胛冈，从前、外、后三面包绕肩关节，形成肩部膨隆，其前部肌束行向外下后方，中部肌束行向下方，后部肌束行向外下前方，三部分肌束集中成粗壮的肌腱，止于肱骨三角肌粗隆。

功能：使肩关节外展，前部纤维可使肩关节屈并旋内，后部纤维则可使肩关节伸和旋外。该肌受腋神经支配。

6. 冈上肌

分布：起于冈上窝，肌束行向外侧，经喙肩韧带下方，从上方越过肩关节，止于肱骨大结节的上部。

功能：冈上肌收缩使肩关节外展。

7. 冈下肌

分布：起于冈下窝，肌束行向外上，自肩关节后方跨过，止于大结节中部。

功能：使肩关节旋外。

8. 小圆肌

分布：位于冈下肌下方，起于肩胛骨外侧缘（腋缘）上 2/3 的背侧面，纤维行向外上，从后方跨过肩关节，止于大结节的下部。

功能：使肩关节旋外。

9. 大圆肌

分布：位于小圆肌下方，起自肩胛下角的背面，肌束行向外上，经肱三头肌长头的前方，从前下方跨过肩关节，止于肱骨小结节嵴。

功能：肩关节内收并旋内。

10. 肩胛下肌

分布：位于肩胛下窝，起始后肌束行向外，跨越肩关节前方，止于肱骨小结节。

功能：可使肩关节内收、旋内。

11. 肱二头肌

分布：位于臂部前面浅层，呈梭形。起端有两个头。长头以长腱起自肩胛骨关节盂的上方，通过肩关节囊，经结节间沟下降；短头在内侧，起自肩胛骨喙突，两头会合成一肌腹，向下延续为肌腱，经肘关节前方，止于桡骨粗隆。

功能：屈肘关节，长头协助屈肩关节，并使已旋前的前臂作旋后的运动。

12. 喙肱肌

分布：起于肩胛骨喙突尖，止于肱骨中分前内面。

功能：内收、前屈肩关节。

13. 肱肌

分布：起于肱骨下半前面，止于尺骨粗隆。

功能：协助肱二头肌屈肘。

14. 肱三头肌

分布：位于上臂的后面。有三个头。长头起自肩胛骨关节盂的下方；外侧头起自肱骨后面桡神经沟的外上方；内侧头起自桡神经沟的内下方。三头合为一个肌腹，以扁腱止于尺骨鹰嘴。

功能：伸肘关节，长头尚可使臂后伸。

15. 肘肌

分布：起于肱骨外上髁，止于鹰嘴、尺骨背面上1/4部。

功能：协助伸肘。

（二）前臂肌肉分布与功能

1. 前臂肌群

（1）第一层

①肱桡肌

分布：起于肱骨外上髁上方，止于桡骨茎突。

功能：屈肘并使前臂旋前。

②旋前圆肌

分布：起于肱骨内上髁，止于桡骨中部前外侧面。

功能：屈肘并使前臂旋前。

③桡侧腕屈肌

分布：起于肱骨内上髁，止于第2掌骨底前面。

功能：屈肘、屈腕及手外展。

④掌长肌

分布：起于肱骨内上髁，止于掌腱膜。

功能：屈腕紧张掌腱膜。

⑤尺侧腕屈肌

分布：起于肱骨内上髁，止于豌豆骨。

功能：屈腕、使手内收。

（2）第二层：指浅屈肌。

分布：起于肱骨内上髁，止于第 2～5 指中节指骨体的两侧。

功能：屈近侧指关节、屈掌指关节、屈腕。

（3）第三层：包括拇长屈肌和指深屈肌。

①拇长屈肌

分布：起于桡骨中 1/3、骨间膜前面，止于拇指末节指骨底。

功能：屈拇指。

②指深屈肌

分布：起于尺骨前面及骨间膜，止于第 2～5 指末节指骨底。

功能：屈远侧指关节、屈掌指关节、屈腕。

（4）第四层：旋前方肌。

分布：起于尺骨下 1/4 前面，止于桡骨下 1/4 前面。

功能：前臂旋前。

2. 前臂后肌群

①桡侧腕长伸肌

分布：起于肱骨外上髁，止于第 2 掌骨底背面。

功能：伸腕、腕外展。

②桡侧腕短伸肌

分布：起于肱骨外上髁，止于第3掌骨底背面。

功能：伸腕。

③指总伸肌

分布：起于肱骨外上髁，止于第2～5指中节和末节指骨底。

功能：伸腕、伸指。

④小指指背腱膜

分布：起于肱骨外上髁，止于伸腕。

功能：伸小指。

⑤尺侧腕伸肌

分布：起于第五掌骨底，至于肱骨外上髁。

功能：伸腕、腕内收。

⑥旋后肌

分布：起于肱骨外上髁和尺骨，止于桡骨上部。

功能：前臂旋后。

⑦拇长展肌

分布：起于桡、尺骨背面，止于第一掌骨底。

功能：外展拇指及腕关节。

⑧拇短伸肌

分布：起于拇指近节指骨底，止于桡、尺骨背面。

功能：伸拇指掌指关节。

⑨拇长伸肌

分布：起于拇指末节指骨底，止于桡、尺骨背面。

功能：伸拇指。

六、背腰部肌肉分布与功能

（一）第一层

1. 斜方肌

分布：位于项部和背上部，为三角形的阔肌，两侧相合为斜方形。该肌起自枕外隆凸、项韧带和全部胸椎棘突。上部肌束斜向外下方，中部肌束平行向外，下部肌束斜向外上方；止于锁骨外 1/3，肩峰和肩胛冈。

功能：上部纤维上提肩胛骨，下部纤维下降肩胛。全部肌纤维收缩，使肩胛骨向脊柱移动。

2. 背阔肌

分布：位于背下部，为全身最大的阔肌。起自下 6 个胸椎棘突、全部腰椎棘突、骶正中棘及髂嵴。肌束向外上方集中，以扁腱止于肱骨小结节嵴。

功能：使肩关节内收、内旋和后伸；当上肢上举被固定时，可上提躯干。

（二）第二层

1. 肩胛提肌

分布：起于上四个颈椎横突后结节，止于肩胛骨内角和脊柱缘的上部。

功能：上提肩胛骨并使肩胛骨下角转向转向内上方。

2. 菱形肌

分布：起于第 6~7 颈椎棘突和第 1~4 胸椎棘突，止于肩胛骨的脊柱缘。

功能：使肩胛骨向脊柱靠拢。

3. 上后锯肌

分布：起于第 6～7 颈椎棘突和第 1～2 胸椎棘突，止于第 2～5 肋骨的肋角外侧面。

功能：下提肋骨助吸气。

4. 下后锯肌

分布：起于第 11～12 胸椎棘突和第 1～2 腰椎棘突，止于第 9～12 肋骨外侧面。

功能：下降肋骨助呼气。

（三）第三层

骶棘肌

分布：起于骶骨背面，骶结节韧带，腰椎棘突，髂嵴后部腰背筋膜，止于肋骨、椎骨的横突和棘突以及颞骨乳突等。

功能：一侧收缩，使脊柱向同侧屈；两侧同时收缩，使脊柱后伸，竖直躯干。

（四）第四层

1. 头后大直肌

分布：起于第 2 颈椎棘突，止于枕骨下项线。

2. 头后小直肌

分布：起于寰椎后结节，止于枕骨下项线。

3. 头上斜肌

分布：起于寰椎横突，止于枕骨下项线。

4. 头下斜肌

分布：起于第 2 颈椎棘突，止于寰椎横突。

功能：使头部回旋和后仰。

5. 腰方肌

分布：起于髂嵴，止于第 12 肋骨和上位四个腰椎横突。

功能：下降肋骨，使脊柱侧屈。

6. 腰大肌

分布：起于第 12 胸椎下缘，全部腰椎体的外侧面和横突，止于股骨小转子。

功能：屈髋关节并使之外旋。

7. 竖脊肌

分布：为脊柱后方的长肌，下起骶骨背面，上达枕骨后方，填于棘突与肋角之间的沟内。它以总腱起自骶骨背面、腰椎棘突、髂嵴后部和胸腰筋膜，向上分为三部：外侧为髂肋肌，止于肋角；中间为最长肌，止于横突及其附近肋骨；内侧为棘肌，止于棘突。各肌还有一系列副起点发出的小肌束参与：髂肋肌的附加小肌束起于髂嵴、肋角和颈椎横突，最长肌的小肌束起于骶骨、肋角和全部横突，棘肌的小肌束起于胸椎和颈椎的棘突。

功能：竖脊肌两侧同时收缩可使脊柱后伸，是维持人体直立姿势的重要结构，故又名竖躯干肌。一侧竖脊肌收缩，可使躯干向同侧侧屈。竖脊肌受全部脊神经后支支配。

七、下肢肌肉分布与功能

（一）股前群肌

1. 缝匠肌

分布：为人体最长的扁带状肌，起自髂前上棘，斜向下内，绕过股骨内侧髁的后方，止于胫骨上端内侧面。

功能：该肌收缩时可屈小腿，并使已屈的小腿内旋，还可协助髂腰肌及股直肌屈大腿。

2. 股四头肌

分布：有四个头，分别称为股直肌、股内侧肌、股外侧肌和股中间肌。股直肌起自髂前下棘及髋臼上缘；股中间肌位于股直肌深面，起自股骨体前面；股内侧肌和股外侧肌分别起自股骨嵴（粗线）的内、外侧唇，由后向前分别包于股骨的内、外侧，形成股部内、外侧的肌性膨隆。四肌向下集成一强大肌腱，包绕髌骨，并由髌骨向下止于胫骨粗隆，叫做髌韧带。

功能：伸小腿，股直肌还有屈大腿的作用。

（二）股内侧群肌

股内侧群肌位于大腿内侧，又称内收肌群，共有五块，可分浅深两层。浅层由内向外依次是股薄肌、长收肌和耻骨肌，深层由上向下的排列顺序是短收肌和大收肌。

分布：本群肌肉均起于闭孔周缘骨面，大收肌后部纤维起于坐骨结节。肌纤维行向外下，各肌的止点各异。耻骨肌止于小转子下方骨面；长收肌止于股骨粗线中份；股薄肌止于胫骨内侧面上部；短收肌止于股骨粗线上份；大收肌除以腱膜止于股骨粗线全长外，还以圆腱止于股骨的内收肌结节。肌腱与腱膜间形成收肌腱裂孔，是收肌管的下口，有股血管通向腘窝。

功能：内收和外旋大腿。耻骨肌、长收肌和短收肌还协助屈大腿；股薄肌协助屈小腿，并使小腿内旋。

（三）股后群肌

1. 股二头肌

分布：在股后部的外侧份，有长、短二头。长头起自坐骨结节，短头起自股骨粗线外侧唇，两头汇合后，止于腓骨头。

2. 半腱肌和半膜肌

分布：半腱肌位于半膜肌的浅面，此二肌均起自坐骨结节。向内下止于胫骨上端的内侧。半腱肌为三角肌的扁肌，肌束向下逐渐集中移行于长腱。半膜肌为梭形肌，上部有较长的腱膜。

功能：伸髋、屈膝。当屈膝时，股二头肌能使小腿轻度外旋；半腱肌和半膜肌能使小腿轻度内旋。

（四）髂腰肌

分布：属髋肌前群，由腰大肌和髂肌合成，腰大肌起于腰椎体侧面及横突，髂肌起于髂窝，向下结合成髂腰肌，经腹股沟韧带深面入股部，位于耻骨肌的外侧，止于股骨小转子。

功能：屈大腿。下肢固定时，可使躯干前屈。

（五）阔筋膜张肌

分布：位于大腿前外侧阔筋膜内，起自髂前上棘，向下移行于髂胫束，止于胫骨外侧髁。

功能：此肌收缩使阔筋膜紧张并屈大腿。

（六）臀部肌群

1. 臀大肌

分布：略呈四方形，宽阔厚实，几乎覆盖整个臀部，起自髂骨、骶骨、尾骨及骶结节韧带的背面，肌束斜行向外下方，以一厚的腱板越过髋关节的后方，止于股骨的臀肌粗隆和髂胫束。

功能：后伸并外旋大腿。下肢固定时，可伸直躯干，防止躯干前倾，以维持立姿。

2. 臀中肌和臀小肌

分布：臀中肌位于臀大肌深面，臀小肌则在臀中肌深面，均近似扇形，起于髂骨背面，向下外止于大转子。两肌均受臀上神经支配。

功能：使髋关节外展，其前部肌束可内旋大腿，后部肌束可外旋大腿。

3. 梨状肌

分布：部分位于盆内，起自骶骨前面，肌腹穿过坐骨大孔，止于股骨大转子尖部，因而将坐骨大孔分为梨状肌上孔和梨状肌下孔。

功能：髋关节外旋和外展。

4. 闭孔内肌和闭孔外肌

分布：两肌分别起于闭孔膜内、外面及其周围的骨面，闭孔内肌肌腱向后穿经坐骨小孔，然后转而行向外侧止于转子窝。闭孔外肌肌腱在股方肌深面行向后外，止于转子窝。

5. 上孖肌和下孖肌

分布：起自坐骨小切迹邻近骨面，伴行于闭孔内肌腱的上方和下方，共同止于转子窝。

6. 股方肌

分布：起于坐骨结节，止于转子间嵴。

功能：闭孔内肌、闭孔外肌、上孖肌和下孖肌、股方肌的共同作用是使髋关节外旋，其中闭孔外肌受闭孔神经支配，其余均由骶丛肌支支配。

（七）小腿肌群

1. 小腿后肌群浅层

①腓肠肌

分布：以两头分别起自股骨内、外侧踝，两头合并形成一个肌腹，末端与比目鱼肌肌腱融合，形成强大的跟腱，止于跟结节。

功能：该肌收缩时使足跖屈并屈小腿；在站立时，固定踝关节，防止身体前倾。

②跖肌

分布：位于腓肠肌外侧头的深面。起自股骨外上髁，肌腹短小，腱细长，行向内下，止于跟腱的内侧缘。

功能：屈（跖屈）距小腿关节。

③比目鱼肌

分布：宽扁的肌，位于腓肠肌深面，起自腓骨头和腓骨上部、胫骨的内侧缘和比目鱼肌线，在胫、腓骨起点之间形成斜行的弓形腱结构，叫做比目鱼肌腱弓，跨越小腿后面神经血管的背侧。

功能：该肌收缩时使足跖屈并屈小腿；在站立时，固定踝关节，防止身体前倾。

2. 小腿后肌群深层

①腘肌

分布：呈三角形，在膝关节和小腿上端的后面，起自股骨外上髁，止于胫骨比目鱼肌线以上的骨面。

功能：屈膝并内旋小腿。

②趾长屈肌

分布：位于胫侧，在比目鱼肌起点的下方起自胫骨的后面，跨胫骨后肌远端的后方，在胫骨后肌的外侧，通过内踝的后方，经屈肌支持带的深面，至足底分为 4 腱，分别止于第 2~5 趾的远节趾骨底。

功能：跖屈踝关节，屈第 2~5 趾，并协助足内翻。

③拇长屈肌

分布：位于腓侧，在比目鱼肌起点的下方起自腓骨后面中部，向下经踝关节后方及屈肌支持带深面，转入足底，止于拇趾末节趾骨底。

功能：跖屈踝关节，屈拇趾，并协助足内翻。

④胫骨后肌

分布：位于拇长屈肌和趾长屈肌之间，起自胫、腓骨和小腿骨间膜的后面，在小腿下段，斜向内行，行经趾长屈肌的深面，再经屈肌支持带深面，向前止于舟骨粗隆及第 1~3 楔骨的跖面。

功能：跖屈踝关节，使足内翻。

3. 小腿前群肌

①胫骨前肌

分布：起自胫骨体外侧面，止于内侧楔骨和第 1 跖骨底。

功能：使足背屈并内翻。

②拇长伸肌

分布：位于腓侧，起自腓骨后面，肌腱经内踝后面至足底，与趾长屈肌腱交叉后，止于趾远节趾骨底。

功能：伸拇趾及使足背屈并内翻。

③趾长伸肌

分布：位于胫骨前肌和长伸肌的外侧，起自腓骨前面，向下分 4 个腱，分别止于第 2~5 趾的中节、远节趾骨底。

功能：伸第2～5趾，并助足背屈。

④第3腓骨肌

分布：趾长伸肌在踝部有时分出一个肌腱止于第五趾骨底，叫做第3腓骨肌。

功能：使足背屈及外翻。

4. 小腿外侧群肌

腓骨长肌、腓骨短肌

分布：两肌均起于腓骨的外侧面。向下形成细长的肌腱，经外踝的后方通过腓骨肌支持带到足部。腓骨短肌止于第5跖骨粗隆；腓骨长肌腱自足外侧缘入足底，向前内，止于第1趾骨底及第1楔骨外侧。

功能：使足外翻并助足跖屈。

5. 足背肌

拇短伸肌、趾短伸肌

分布：位于趾长伸肌腱深面，起于跟骨上面及伸肌支持带，共发出4条肌腱，到达拇趾背面的称为拇短伸肌，其余3腱加入第2～4趾的趾背腱膜。

功能：伸拇趾和第2～4趾。

第二节　人体局部血管的分布与走行

一、头部血管分布与走行

1. 面动脉

在舌动脉的上方，起自颈外动脉，行向前上，经茎突舌骨肌和二腹肌后腹的深面，在下颌三角内行于下颌下腺的深面，绕下颌骨体下缘至面部，在咬肌前缘处可触及该动脉的搏动，然后斜向前上经口角与鼻翼外侧，抵目内眦，改名为内眦动脉。面动脉行程迂曲，沿途分支有下唇动脉、上唇动脉和鼻外侧动脉。在口、鼻、眼的周围，两侧的动脉支吻合丰富。内眦动脉在内眦部与颈内动脉的分支眼动脉有吻合。

2. 颞浅动脉

为颈外动脉终支之一，在下颌颈处续于颈外动脉。经颧弓根部的浅面，在颧弓根上方约 2～3cm 处，分为额支和顶支，额支前行与额动脉交通，顶支向后行与耳后动脉及枕动脉吻合。颞浅动脉在上行过程中，先居于腮腺实质内，发出面横动脉在颧弓和腮腺管之间前行，分布于腮腺及咬肌表面，在颧弓上方发出颧眶动脉，布于眼轮匝肌周围。由于颞浅动脉的位置浅而恒定，临床上常用来测压及压迫止血。在治疗颌面恶性肿瘤时，还可经该动脉进行逆行插管，灌注化疗药物。

3. 眶上动脉

是颈内动脉的眼动脉的分支，在眶内分出后，经眶上切迹或孔穿孔出，布于额部皮肤及肌肉。

4. 眶下动脉

为上颌动脉的分支，经眶下裂、眶下沟和眶下管，最后出眶下孔，布于眶以下的皮肤和肌肉。

5. 颏动脉

为上颌动脉的分支下牙槽动脉的末支，自颏孔突出，布于颏部的皮肤和肌肉。

6. 上颌动脉

又名颌内动脉，为颈外动脉终支之一，在下颌颈处由颈外动脉发出后，经下颌颈深面入颞下窝横向前内，经翼外肌浅面或深面入翼腭窝，沿途分支布于鼻腔、腭部、颊部、上颌和下颌齿、牙龈和咀嚼肌等。

二、颈部血管分布与走行

（一）颈总动脉

头颈部的动脉干，右侧者发自头臂干；左侧者直接起于主动脉弓。两侧的颈总动脉均经过胸锁关节后方向上，位于斜角肌与颈长肌前方，内侧邻食管、喉、气管和甲状腺，外侧有颈内静脉伴行，后外方有迷走神经。

颈总动脉下段前方有胸锁乳突肌和舌骨下肌群遮盖，上端进入颈动脉三角，在甲状软骨上缘平面分为颈内和颈外动脉。颈总动脉在颈动脉三角内，位置较浅表，前方仅有颈深筋膜浅层、颈浅筋膜和颈阔肌覆盖，可触及动脉搏动。结扎颈总动脉在此三角或在肩胛舌骨肌上腹上方处（无重要结构）进行。

颈总动脉结扎后，头颈部的血液供给，主要依靠两侧颈外动脉的吻合支或由对侧颈内动脉经脑部血管分流而来。颈总动脉经过第6颈椎横突前方上行，可于该处压迫颈总动脉达到暂时止血或作某些试验之用。颈总动脉的体表投影为胸锁关节至下颌角与乳突尖连线中点之间的连线。

颈总动脉分为颈内动脉和颈外动脉，并包含有颈动脉窦、颈动脉体两个重要结构。

1. 颈动脉窦

颈动脉窦是颈内动脉起始处的膨大部分，壁内有特殊的感觉神经末梢（压力感受器）。当动脉压升高时，引起窦壁扩张，刺激神经末梢，向中枢发放神经冲动，反射性地引起心跳减慢，末梢血管扩张，从而降低血压。颈动脉窦也可能位于颈总动脉分叉处。

2. 颈动脉体

颈动脉体是一个红褐色的扁椭圆形小体，位于颈内、外动脉分叉处的后方，以结缔组织连于动脉壁上，它由特殊的细胞团包以结缔组织构成，是感受血中 CO_2 浓度变化的化学感受器，能反射性地调节呼吸运动。

颈动脉窦和颈动脉体有舌咽神经的分支窦神经及迷走神经的分支分布。舌咽神经在颅底处分出窦神经，向下行于颈内、外动脉之间，最后到达颈动脉窦及颈动脉体。迷走神经分支多起于结状神经节，然后合并于窦神经。窦神经将上述二结构的感觉冲动传向延髓。

3. 颈内动脉

在颈动脉三角内平甲状软骨上缘处，起自颈总动脉。先在颈外动脉后外侧，后转向其后内侧，在第 3 颈椎横突前方上行至第 1 颈椎横突前方，抵达颅底，经颈动脉管入颅中窝。颈内动脉营养大脑之大部及眼眶内各结构。它在颈部无分支，这是鉴别颈内、外动脉的一个依据。

4. 颈外动脉

在平对甲状软骨上缘处起于颈总动脉，向上前行，初在颈内动脉的前内侧，继而跨过颈内动脉的前方，绕至其外侧，经二腹肌后腹和茎突舌骨肌深面上行，入下颌后窝，穿过腮腺继续上行，在下颌颈处，分为颞浅动脉和颌内动脉两支而终，两侧颈外动脉的许多分支之间有丰富的吻合。颈外动脉在颈动脉三角处位置表浅，是进行结扎颈外动脉的首选部位。结扎后，颈外动脉血流由对侧颈外动脉吻合支而来。颈外动脉的分支自下而上为：

（1）甲状腺上动脉：起自颈外动脉的前壁，弯向前下方，行于颈总动脉与喉之间，至甲状腺侧叶上端分为前、后两支，分布于甲状腺。甲状腺上动脉及其后支的内侧，有喉上神经的外支，神经从血管后方转至其内侧伴行。甲状腺上动脉发出的喉上动脉与喉上神经内支伴行，经甲状舌骨膜入喉，营养喉黏膜和喉肌。甲状腺手术结扎甲状腺上动脉时，应紧贴甲状腺上极处进行，以免损伤喉上神经外支。甲状腺上动脉还发出胸锁乳突肌支和环甲肌支，后者沿甲状腺侧叶的内侧缘和峡的上缘行向正中线与对侧同名动脉吻合。

（2）舌动脉：在甲状腺上动脉稍上方，于舌骨大角处，起自颈外动脉前壁。行向上前内方，于舌骨上方、舌下神经内侧，经舌骨舌肌后缘的深面进入舌内，分支营养舌肌、舌和口底黏膜、腭扁桃体、下颌牙龈和舌下腺等。舌动脉在未至舌骨舌肌深面之前的一段，表面有舌下神经同行，此段舌动脉位置浅表，需结扎舌动脉时可在此进行。

（3）面动脉：在舌动脉的上方，于颈动脉三角内起自颈外动脉前壁，经二腹肌后腹的深面行向前上，继而经下颌下腺深面，至咬肌前缘越过下颌骨体下缘至面部。面动脉在起始部发出分支，分布于软腭、腭扁桃体和下颌下腺等外。

（4）枕动脉：发自颈外动脉后壁，经二腹肌后腹深面和乳突根部内侧向后上行，在斜方肌起点与胸锁乳突肌止点之间穿出至皮下，分数支分布于颅顶后部。

（5）胸锁乳突肌动脉：有两支，起于颈外动脉后壁或枕动脉，向后下方与副神经一起入胸锁乳突肌。

（6）耳后动脉：在舌骨肌上方，由颈外动脉后壁发出。在腮腺内面行向后上方，分支分布于耳廓后面皮肤、附近肌肉、中耳及腮腺。

（7）咽升动脉：发自颈外动脉靠起始处的内侧壁，行于颈内、外动脉之间，后经颈内动脉与咽侧壁之间上行至颅底，分支至咽、腭扁桃体、颅底及颈部深层肌。

（二）颈内静脉

颈内静脉是头颈部最粗大的静脉干，在颅底颈静脉孔处续于颅内乙状窦（硬脑膜静脉窦），起始处膨大称颈静脉上球。颈内静脉上端位于颈内动脉的背侧，靠近咽的外侧壁，然后沿颈总动脉外侧下行，并与迷走神经一起被包于颈动脉鞘内，在锁骨的胸骨端后方与锁骨下静脉汇合形成头臂静脉。颈内静脉下端也膨大，形成颈静脉下球，球的上方有一对瓣膜，有时下方也有一对瓣膜，以防止血液逆流。颈内静脉接受脑、面部和颈部的静脉血。颈内静脉包于颈动脉鞘内，肩胛舌骨肌的中间腱以结缔组织固定于鞘壁，肌肉收缩的牵拉使静脉管壁经常处于扩张状态，有利于血液的回流。但当颈内静脉损伤时，由于静脉管腔不能塌陷，加之胸腔负压的作用，可能吸入空气造成气栓。颈内静脉的颅外属支，收集咽、舌、甲状腺、面部和颈部的静脉血，这些属支多在舌骨大角附近汇入颈内静脉。

1. 面前静脉

面前静脉收集面部的静脉血，在面部与面动脉伴行，越过下颌骨下缘，斜向后下行于下颌下腺、二腹肌后腹和茎突舌骨肌的表面，在下颌角稍前下方接受面后静脉（下颌后静脉）前支的汇入，然后跨过舌动脉、舌下神经、颈内动脉、颈外动脉等结构表面，于舌骨大角处汇入颈内静脉。

2. 面后静脉

也称下颌后静脉，由颞浅静脉和颌内静脉在腮腺内汇合而成，下行至腮腺下端，分为前、后两支。前支向前下方汇入面前静脉，后支向下穿颈深筋膜浅出，与耳后静脉汇合形成颈外静脉。

3. 咽静脉

起于咽壁的静脉丛，注入颈内静脉，位置较深较高。

4. 舌静脉

收集舌的静脉血，与舌动脉伴行，在舌骨舌肌后缘穿出，于舌骨大角处，汇入颈内静脉。

5. 甲状腺上静脉

通常有两条，从甲状腺上部起始，与甲状腺上动脉伴行，约在颈总动脉分叉处注入颈内静脉。在颈动脉三角处，由上向下有面前静脉、舌静脉和甲状腺上静脉位于颈动脉鞘表面。在颈外动脉结扎时，切开颈深筋膜层后，在颈动脉鞘的表面，即可遇到上述静脉，必需谨慎牵开或结扎。

三、胸部血管分布与走行

1. 胸肩峰动脉

胸肩峰动脉是腋动脉第 1 段或第 2 段的分支，为一短干，向前穿出锁胸筋膜后即分为锁骨支、胸肌支、肩峰支、三角肌支等，这些分支的伴行静脉分别注入头静脉或腋静脉。

2. 胸上动脉

在锁骨下肌下缘附近自腋动脉第 1 段发出，行向内下方，分布于第 1、2 肋间隙附近的前锯肌、肋间肌等。

3. 胸外侧动脉

起自腋动脉第 2 段，有时从肩胛下动脉发出，循胸小肌的外下缘下降，分支至胸肌、前锯肌和乳房等。

4. 肋间动脉

肋间动脉又叫肋间后动脉，除第 1、2 肋间动脉来自锁骨下动脉的分支肋颈干外，其余 9 对肋间动脉和 1 对肋下动脉均发自胸主动脉。各肋间动脉行干相应的肋间隙内，在肋间隙后部，行于胸内筋膜与肋间内膜之间。至肋角附近，穿行于肋间最内肌与肋间内肌之间，并紧贴肋沟前行。至腋前线以前则在相应肋骨下缘下方，肋间内肌与胸内筋膜之间走行。肋间动脉行至脊柱两旁在肋骨小头下缘附近发出后支，向后穿至背部，分支至脊髓、背部肌肉和皮肤。肋间动脉在近肋角处还分出一肋间侧副支，向前下走行，继而沿下位肋骨的上缘前行。上 9 对肋间动脉及其侧副支的末端在肋间隙内与胸廓内动脉和肌膈动脉的肋间前支（又叫肋间前动脉）相吻合。

5. 胸廓内动脉

发自锁骨下动脉第一段的下壁，沿胸骨侧缘外侧 1～2cm 处下行，居于上 6 肋软骨和肋间内肌的深面，胸横肌和胸内筋膜的浅面。至第 6 肋间隙处分为腹壁上动脉和肌膈动脉两终支。前者下行进入腹直肌鞘；后者在第7～9肋软骨后方斜向外下，分支至心包下部和膈。在第1肋附近，从胸廓内动脉发出心包膈动脉，与膈神经伴行经肺根前方，在心包与纵隔胸膜之间下行至膈，沿途发出分支至心包和胸膜。胸廓内动脉在下行经过上6位肋间隙处发出肋间前支和穿支，前者向外侧走行并与肋间动脉终末支及其侧副支末端相吻合；后者分布于胸前壁浅结构。胸廓内动脉有两条静脉与之伴行，分支亦有同名静脉伴行。

四、腹部血管分布与走行

（一）腹前外侧壁的动脉

腹前外侧壁的深动脉包括腹壁上、下动脉，第10、11肋间动脉，肋下动脉和腰动脉。

1. 第10、11肋间动脉，肋下动脉和腰动脉

此三条动脉呈节段性地行于腹横肌和腹内斜肌之间，供给腹前外侧壁肌肉。

2. 腹壁上动脉

腹壁上动脉起于锁骨下动脉的胸廓内动脉的终支，行于腹直肌与腹直肌鞘后层之间，分支供给腹直肌，并向前穿过腹直肌及肌鞘前层至腹前壁皮下。

3. 腹壁下动脉

腹壁下动脉在腹股沟韧带上方起自髂外动脉，在腹横筋膜深面与腹膜壁层之间经腹股沟管深环的内侧行向内上方，在弓状线（半环线）进入腹直肌鞘并沿腹直肌深面上行。腹壁下动脉与腹壁上动脉可在腹直肌后面或腹直肌内形成吻合。

4. 旋髂深动脉

旋髂深动脉为髂外动脉的分支，沿腹股沟韧带行向外上，在髂前上棘附近穿腹横肌入于腹内斜肌和腹横肌之间，供给腹外侧壁肌肉。

（二）腹前外侧壁的静脉

腹前外侧壁的深静脉与同名动脉伴行。其中腹壁上、下静脉和旋髂深静脉分别上、下行汇流入胸廓内静脉和髂外静脉，肋间静脉和肋下静脉回流于奇静脉或半奇静脉，腰静脉回流至下腔静脉和腰升静脉。

五、上肢血管分布与走行

（一）臂和前臂前面的血管

1. 肱动脉

腋动脉在背阔肌下缘易名为肱动脉，在臂部伴正中神经行于肱二头肌内侧沟，肱动脉上段居于正中神经内侧，继则经正中神经的后方转到其外侧。经肱二头肌腱膜深面至肘窝，在桡骨颈高度分为桡动脉和尺动脉。肱动脉在肘窝位置表浅，能清楚地摸到搏动，临床上常作为测血压时的听诊部位。肱动脉的主要分支有：肱深动脉、尺侧上副动脉和尺侧下副动脉。

（1）肱深动脉：在大圆肌下缘的稍下方起于肱动脉后内壁，与桡神经一起经肱三头肌内侧头和外侧头之间转入臂后区的桡神经沟中。肱骨中部骨折时，易损伤肱深动脉和桡神经。

（2）尺侧上副动脉：在肱深动脉起点稍下方自肱动脉发出，伴随尺神经穿过内侧肌间隔行向内上髁背侧面，与尺侧返动脉和尺侧下副动脉吻合。

（3）尺侧下副动脉：在肱骨内上髁上方约 3～4cm 处起于肱动脉，分布于内上髁的前、后面，参加肘关节动脉网的构成。

2. 桡动脉

桡动脉为肱动脉的终支之一，在桡骨颈高度分出。于起点不远处发出桡侧返动脉，经外上髁前面上行，参与肘关节动脉网的组成。本干先行于肱桡肌深面，后经肱桡肌腱和桡侧腕屈肌腱之间下行，在该处位置表浅，可以摸到脉搏，桡动脉的下段在桡骨茎突尖端处斜过拇长展肌和拇短伸肌腱深面转至腕骨外侧缘，沿舟骨和大多角骨背面下行至手背。桡动脉在桡腕关节稍上方发出掌浅支入手掌，与尺动脉末支吻合构成掌浅弓。

3. 尺动脉

尺动脉为肱动脉较大的终支，发出后斜向内下方走行，经旋前圆肌深面和指浅屈肌的深面，继而行于前臂浅、深屈肌之间至尺侧腕屈肌深面的桡侧，沿该肌垂直下降，到豌豆骨桡侧经腕掌侧韧带和腕横韧带之间达手掌。尺动脉在前臂下 2/3 处与尺神经伴行，位于神经的外侧。尺动脉在前臂除发出肌支外，尚发出下列分支：

（1）尺侧返动脉：桡动脉分出不远处即发出该支，该动脉再分为掌侧支和背侧支，上行与尺侧上、下副动脉吻合，参与肘关节动脉网的构成。

（2）骨间总动脉：该动脉为一短而粗的干，平桡骨粗隆高度由尺动脉发出，经指深屈肌和拇长屈肌之间达前臂骨间膜掌侧面的上缘，分为骨间前动脉和骨间后动脉。后者穿过前臂骨间膜上缘进入前臂后面。骨间前动脉在指深屈肌和拇长屈肌之间沿前臂骨间膜掌侧面下降至旋前方肌上缘，穿骨间膜进入前臂后部。在骨间前动脉的上端，该动脉还发出一细小的正中动脉，伴随正中神经下降并营养该神经。

4. 桡动脉

桡动脉从腕前转向手背之前发生浅支，沿鱼际肌表面或穿鱼际肌行向掌心，与尺动脉终支吻合成掌浅弓。主干绕桡骨茎突下方，通过拇长展肌腱、拇短伸肌腱和拇长伸肌腱的深面转至手背，再穿经第一掌骨间隙至手掌，与尺动脉的掌深支吻合成掌深弓。在刚穿至手掌时，于拇收肌深面发出拇主要动脉，分三支布于拇指掌面两侧缘和食指桡侧缘。

5. 尺动脉

尺动脉经屈肌支持带的浅面入手掌，在豌豆骨外下方发出掌深支，伴尺神经深支穿小鱼际至掌深部，与桡动脉末端合成掌深弓。终支转向外侧与桡动脉掌浅支吻合成掌浅弓。

（二）臂和前臂后面及手背的血管

1. 肱深动脉

由肱动脉发出后，与桡神经伴行入桡神经沟，此处常发出一升支与旋肱后动脉吻合。肱深动脉向下分为中副动脉和桡侧副动脉两终末支，并分支参与肘关节动脉网的构成。肱骨中部骨折时，易损折肱深动脉和桡神经。

2. 骨间后动脉

骨间总动脉的终支之一，穿过前臂骨间膜上缘上方，经旋后肌与拇长展肌之间进入前臂背侧，伴随同名神经在浅、深两层肌肉之间下行，与骨间前动脉的分支吻合。其上部发出骨间返动脉，参与肘关节动脉网。

3. 骨间前动脉

在旋前方肌上缘穿过前臂骨间膜至前臂后面，与骨间后神经下端一起通过腕背侧韧带深面的第四管下行，参与腕背动脉弓（网）的构成。在穿前臂骨间膜至前臂后面时，发出分支与骨间后动脉吻合。

4. 桡动脉

在桡骨茎突下方，桡动脉经拇长展肌和拇短伸肌的深面至腕骨背面（鼻咽窝），下行于舟骨和大多角骨背面，穿第 1 骨间背侧肌两头之间入手掌深部。在腕骨前面，桡动脉发出腕背支。

5. 尺动脉的腕背支

由尺动脉在腕横韧带近侧缘发出，经尺侧腕屈肌腱与尺骨下端之间至腕背侧。

6. 腕背动脉弓

在腕骨背面，伸肌腱的深面，由桡动脉和尺动脉的腕背支以及骨间前动脉的末端连合而成，多呈弓状，也有人呈网状，由弓向远侧发出第 2～4 掌骨背动脉，第 1 掌骨背动脉由桡动脉末端发出，每条掌骨背动脉在掌骨小头附近再分为两条指背动脉，分布于相邻两指近节指背的相对缘。掌骨背动脉有穿支与掌深弓吻合。

7. 肘关节动脉网

位于肘关节周围，由桡侧副动脉、尺侧上、下副动脉（来自肱动脉），桡侧返动脉（来自桡动脉）、尺侧返动脉（来自尺动脉）和骨间返动脉（来自骨间总动脉）等分支吻合而成。肘关节动脉网对侧副循环的建立有一定意义。

六、下肢血管分布与走行

（一）股前部的血管

1. 股动脉

股动脉是下肢动脉的主干，由髂外动脉延续而来。在腹股沟韧带中点的深面入股三角。在股三角内，股动脉先位于股静脉的外侧，逐渐从外侧跨到股静脉的前方，下行入收肌管，再穿收肌腱裂孔至腘窝，易名腘动脉。股动脉的分支：

（1）股浅动脉：腹壁浅动脉、旋髂浅动脉及阴部外动脉等三条浅动脉。

（2）股深动脉：股动脉最粗大的分支，在腹股沟韧带下方约 3~5cm 处发自股动脉的后外侧壁。先在股动脉的外侧，以后行于股动脉和股静脉的深面，至长收肌后方继续下行，终于大腿的下 1/3，其主要分支有：

①旋股外侧动脉：发自股深动脉根部的外侧壁，在缝匠肌与股直肌深面行向外侧，分为升、降两支。升支经阔筋膜张肌深面上行，营养髋关节和邻近诸肌。降支沿股外侧肌下行，营养邻近诸肌。

②旋股内侧动脉：起于股深动脉根部的内侧壁，行向后内，在耻骨肌与髂腰肌之间进入深部，绕行股骨颈内侧至颈内侧到达臀部，营养髋关节及邻近诸肌。

③穿动脉：多为 3 条，自下而上依次称为第 1 穿动

脉、第 2 穿动脉和第 3 穿动脉，它们分别于短收肌上方、前方和下方起于股深动脉，贴近股骨内侧向后穿大收肌至股后部，营养股后群肌。股深动脉的终支若在长收肌下方穿大收肌至股后部，则称为第 4 穿动脉。

④膝降动脉：在收肌管内起自股动脉，伴隐神经穿收肌管前壁腱纤维板，营养膝关节及邻近诸肌。

2. 闭孔动脉

起自髂内动脉，与同名静脉、神经伴行穿闭膜管，出骨盆后分为前、后两终支。前支营养内收肌群，后支分布于髋关节及股方肌等。

3. 股静脉

在股三角内位于股动脉的内侧，下接腘静脉，向上经腹股沟韧带深面移行为髂外静脉。股静脉接受与股动脉分支同名的静脉属支（如穿静脉、股深静脉等）和大隐静脉的汇入。

（二）臀部的血管

1. 臀上动脉

髂内动脉后干的分支，出梨状肌上孔后分为浅、深两支。浅支行于臀大肌与臀中肌之间，深支行于臀中肌与臀小肌之间，供给邻近结构。

2. 臀下动脉

髂内动脉前干的分支，较粗大，由梨状肌下孔穿出后，供给臀下部及股后部上份的结构。

3. 阴部内动脉

髂内动脉前干的分支，出梨状肌下孔后绕坐骨棘及骶棘韧带，经坐骨小孔入坐骨直肠窝，分布于会阴部。

（三）小腿部的血管

1. 胫前动脉

腘动脉的终支之一，在平对胫骨粗隆处发自腘动脉，随即穿小腿骨间膜至小腿前面，沿骨间膜前面下降，与腓深神经伴行。在小腿上部位于胫骨前肌与趾长伸肌之间，向下则贴胫骨外侧面行于胫骨前肌与拇长伸肌之间，后经拇长伸肌腱深面至其外侧，在足背延续为足背动脉。胫前动脉除沿途发出分支营养附近肌肉外，还有下列分支：

（1）胫后返动脉：由胫前动脉在穿骨间膜前发出，沿腘肌深面上行至膝关节，参与构成膝关节动脉网。

（2）胫前返动脉：在胫骨前动脉穿骨间膜后立即发出，在胫骨前肌深面沿胫骨骨面上升至膝关节，参与膝关节动脉网的构成。

（3）内踝前动脉：在胫骨前肌的深面，踝关节稍上方起自胫前动脉，行向内踝前面，与内踝后动脉吻合。

（4）外踝前动脉：在趾长伸肌的深方，踝关节稍上方发出行向外踝前面，与外踝后动脉吻合。

2. 胫后动脉

腘动脉的直接延续。在腘肌下缘分出后，向下行于小腿屈肌浅、深两层之间，经内踝后方，通过屈肌支持带深面转入足底，分为足底内侧动脉和足底外侧动脉两个终支。胫后动脉主要营养胫骨和小腿后群肌。另外还发出以下分支：

（1）腓动脉：是胫后动脉最大的分支。在胫后动脉起点下方3cm处分出，先在胫骨后肌的浅面斜向下外行，再沿腓骨的内侧缘，拇长屈肌的深面下行，至外踝的后上方浅出，绕过外踝下方，移行为外踝后动脉，分布于外踝和跟骨。

（2）内踝后动脉：在内踝后方起于胫后动脉，营养踝关节。

3. 胫后静脉

胫后静脉有两条，伴同名动脉上行至腘窝下缘与胫前静脉合成腘静脉。

（四）足部的血管

1. 足背动脉

经拇长伸肌腱与趾长伸肌腱之间前行，至第 1 跖骨间隙的近侧端分为足底深支和第 1 趾背动脉两终支。足背动脉的分支有：

（1）跗内侧动脉：为 2～3 小支，于足背动脉起始的附近发出，绕足内侧缘至足底。

（2）跗外侧动脉：比跗内侧动脉粗大，于伸肌支持带下缘发自足背动脉，穿经趾短伸肌深面向外下行，参加足背动脉网。

（3）弓形动脉：在第 1 跖骨底处发自足背动脉，在各趾短伸肌腱的深面呈弓状行向外侧。由弓形动脉的凸缘发出三条跖背动脉，分别行于第 2～4 跖骨间隙，至趾的基部各分为两支细小的趾背动脉，分布于第 2～5 趾的相对缘。弓形动脉的终支分布于足外侧缘及小趾外侧部，并与跗外侧动脉的分支吻合。若弓状动脉缺如，跖背动脉可来自足底动脉。

（4）第 1 跖背动脉：为足背动脉较小的终支，沿第 1 骨间背侧肌的表面前行，至第 1、2 跖骨头附近分为两支。

一支过拇长伸肌腱的深面，分布于拇趾背面内侧缘；另一支分为两条趾背动脉，至拇趾和第2趾的相对缘。

（5）足底深支：足背动脉较大的终支，穿第1骨间背侧肌的两头之间至足底，与足底外侧动脉吻合，形成足底弓。

2. 足底内侧动脉

足底内侧动脉是两终支中较细小的一支。在足底与同名静脉伴行，行于拇展肌与趾屈肌之间，至拇趾的内侧缘，沿途分支供养足底内侧的肌肉、关节与皮肤。

3. 足底外侧动脉

较粗，与同名静脉伴行。在趾短屈肌与足底方肌之间斜向前外方，至第5趾骨底处出一小支到小趾外侧，主干转向内侧，经拇收肌与骨间肌之间，至第1趾骨间隙处，与足背动脉的足底深支吻合构成足底弓。由足底弓向前方发出4支趾底总动脉行于跖骨间隙，至跖趾关节附近，每支再分为两支趾底固有动脉，分布于各趾的相对缘。

七、脊柱区血管分布与走行

颈部深层的动脉有枕动脉、颈深动脉、颈横动脉和椎动脉等。枕动脉为颈外动脉的分支，在颈部行于夹肌深面，于上项线外侧穿斜方肌止点，伴枕大神经分布于枕部。颈深动脉为锁骨下动脉肋颈干的分支，在颈部于头半棘肌深面上行，与枕动脉的降支吻合。颈横动脉是甲状颈干的分支之一，在斜方肌的深面分为升、降两支，营养项、背部的一些肌肉。椎动脉为锁骨下动脉的分支，其全程可分为四段：第一段由起始部至穿第6颈椎横突孔以前，见于颈部；第二段穿经第 2～6 颈椎横突孔，有椎静脉丛伴行并包绕，其内侧邻颈椎椎体，后方有颈神经根跨过，老年人此段常出现迂曲，可因椎骨骨质增生而受压，影响基底动脉的供血量；第三段位于枕下三角内，此段椎动脉自穿出枢椎横突孔起始，继穿寰椎横突孔，行经寰椎后弓上方，转向内侧，至穿寰枕后膜入颅而终；第四段行于颅内。椎动脉在入颅腔之前发出肌支至颈部肌肉。肋间动脉和腰动脉的后支供应腰背部诸肌和皮肤。

第三节　人体局部淋巴管的分布与走行

一、淋巴系统的总论

1. 淋巴管

淋巴管可分为毛细淋巴管、淋巴管、淋巴干和淋巴导管等。

（1）毛细淋巴管：以盲端起于组织间隙，由一层内皮细胞构成，管腔粗细不一，没有瓣膜，互相吻合成网，中枢神经、上皮组织、骨髓、软骨和脾实质等器官组织内不存在毛细淋巴管。

（2）淋巴管：由毛细淋巴管汇合而成，管壁与静脉相似，但较薄，瓣膜较多且发达，外形粗细不匀，呈串珠状。淋巴管根据其位置分为浅、深两组，浅淋巴管位于皮下与浅静脉伴行；深淋巴管与深部血管伴行，二者间有较多交通支。淋巴管在行程中通过一个或多个淋巴结，从而把淋巴细胞带入淋巴液。

（3）淋巴干：由淋巴管多次汇合而形成，全身淋巴干共有 9 条：收集头颈部淋巴的左、右颈干；收集上肢、胸壁淋巴的左、右锁骨下干；收集胸部淋巴的左、右支气管纵隔干；收集下肢、盆部及腹腔淋巴的左、右腰干以及收集腹腔器淋巴的单个的肠干。

（4）淋巴导管：包括胸导管（左淋巴导管）和右淋巴导管。胸导管的起始部膨大叫乳糜池，位于第 11 胸椎与第 2 腰椎之间，乳糜池接受左、右腰干和肠干淋巴的汇入。胸导管穿经膈肌的主动脉裂孔进入胸腔，再上行至颈根部，最终汇入左静脉角，沿途接受左支气管纵隔干、左颈干和左锁骨下干的汇入。总之是收集下半身及左上半身的淋巴。右淋巴导管为一短干，收集右支气管纵隔干、右颈干和右锁骨下干的淋巴，注入右静脉角。

2. 淋巴结

淋巴结是灰红色的扁圆形或椭圆形小体，常成群聚集，也有浅、深群之分，多沿血管分布，位于身体屈侧活动较多的部位。胸、腹、盆腔的淋巴结多位于内脏门和大血管的周围。淋巴结的主要功能是滤过淋巴液，产生淋巴细胞和浆细胞，参与机体的免疫反应。

3. 脾

脾是体内最大的淋巴器官，同时又是储血器官，并具有破坏衰老的红细胞、吞噬致病微生物和异物，产生白细胞和抗体的功能。脾位于腹腔左季肋部，第 9～11 肋之间，其长轴与第 10 肋一致，正常情况下在肋弓下缘不能触及。活体脾为暗红色，质软而脆，易因暴力打击而造成破裂。脾的表面除脾门以外均被腹膜覆盖。

二、头面部淋巴分布与走行

头面浅部淋巴管丰富，连成网状，注入下列淋巴结。

1. 眶下淋巴结

位于眶下孔附近，主要收纳眼睑和睑结膜的淋巴，其输出管注入下颌下淋巴结。

2. 颊淋巴结

位于口角附近颊肌表面，主要收纳鼻、颊部皮肤和黏膜的淋巴，其输出管注入下颌下淋巴结。

3. 下颌上淋巴结

位于咬肌前缘，面动脉附近，主要收纳鼻、颊部皮肤和黏膜的淋巴，其输出管注入下颌下淋巴结。

4. 腮腺淋巴结

腮腺浅淋巴结位于腮腺的浅面，收纳面外侧部和耳廓前面的淋巴，其输出管注入腮腺淋巴结；腮腺深淋巴结位于腮腺实质内，收纳外耳道、鼓室、咽鼓管、鼻腔后部和颊深部的淋巴管，其输出管注入颈深淋巴结。

三、颈部淋巴分布与走行

颈深淋巴结数量较多，沿颈内静脉排列，上自颅底，下达颈根部，此群淋巴结直接或间接接受头颈诸淋巴结的输出管和颈部一些器官的淋巴管，其输出管集合成颈干，伴颈内静脉下行，左颈干注入胸导管，右颈干汇入右淋巴导管。颈深淋巴结群，以肩胛舌骨肌和颈内静脉的交叉点为界又可分为上、下两群。

1. 颈深上淋巴结

收纳颈浅部、腮腺、下颌下、颏下等淋巴结群的输出管，即头部的淋巴最后均直接或间隙地注入颈深上淋巴结。此外，咽、喉、食管、气管和腭扁桃体的淋巴管亦注入颈深上淋巴结。颈深上淋巴结的输出管汇入颈深下淋巴结或直接合成颈淋巴干。此群中最上方的淋巴结位于鼻咽部后方的咽后间隙内，称咽后淋巴结，是鼻咽癌转移的首先侵及点。另外有一较大的淋巴结，位于二腹肌后腹、面前静脉和颈内静脉之间，叫做颈内静脉二腹肌淋巴结（角淋巴结），此群淋巴结接受舌根、鼻咽部、腭扁桃体等处的淋巴，鼻咽癌转移时，也较先被累及，引起肿大时，可在下颌角下方，胸锁乳突肌前缘触及。另一较大的淋巴结，在肩胛舌骨肌与颈内静脉交叉处附近，称颈内静脉肩胛舌骨肌淋巴结，此结接受舌尖的淋巴，舌癌时常侵及该淋巴结。

2. 颈深下淋巴结

位于颈内静脉下段周围，并向外伸展达锁骨上三角（锁骨上大窝），沿臂丛和锁骨下血管排列。颈深下淋巴结除收纳颈深上淋巴结及气管的部分淋巴结的输出管外，还收集头颈部的淋巴。此外胸壁上部和乳腺上部的淋巴管也可达此群淋巴结。沿锁骨下动脉排列的淋巴结称锁骨上淋巴结，肺癌时可转移到此群淋巴结，胃癌或食管癌患者可经胸导管逆流转移到左侧锁骨上淋巴结。

四、胸部淋巴分布与走行

1. 胸骨旁淋巴结

在胸骨两侧沿胸廓内血管排列。收集胸前壁、乳房内侧、膈、肝上面的淋巴回流。其输出管注入胸导管（左）及支气管纵隔干（右）。

2. 肺部淋巴结

肺的淋巴可分为浅、深两组。浅组为分布于肺脏胸膜及其深面的淋巴管丛，由此丛汇合成淋巴管注入支气管肺（门）淋巴结。深组位于各级支气管和血管周围，并形成淋巴管丛，然后汇合成淋巴管，沿肺血管和各级支气管回流至支气管肺（门）淋巴结。两组淋巴管丛在胸膜下和肺门处有吻合。

3. 纵隔前淋巴结

位于头臂静脉和主动脉弓发出的三大分支的前方，汇集胸腔前部、胸腺、膈的前份、部分心包、心和纵隔胸膜的淋巴，此外，部分肝膈面的淋巴管也可回流于此群淋巴结。其输出管注入支气管纵隔淋巴干。

4. 纵隔后淋巴结

位于心包之后，食管和主动脉之前，汇集食管胸段、心包的后部和膈后部的淋巴。其输出管汇入支气管纵隔淋巴干或直接汇入胸导管。

5. 乳房的淋巴回流

乳房外侧部的淋巴管注入胸肌淋巴结；乳房上部的淋巴管注入腋淋巴结群；乳房内侧部的淋巴管注入胸骨旁淋巴结；乳房内下部的淋巴管注入膈上淋巴结，并可与肝的淋巴相交通。

6. 胸壁的淋巴回流

胸后壁淋巴管注入肋间淋巴结，再注入纵隔后淋巴管，最后注入胸导管；胸腔脏器的淋巴回流胸腺、心包、心、膈、肝上面的淋巴管注入纵隔前淋巴结；食管、胸主动脉的淋巴管注入纵隔后淋巴结，再注入胸导管；肺淋巴管注入肺淋巴结，而后注入支气管肺淋巴结，汇入气管支气管（上、下）淋巴结，最后注入气管旁淋巴结。

五、腹部淋巴分布与走行

1. 腹前外侧壁的淋巴管

腹前外侧壁的深淋巴管伴随静脉回流，上部的淋巴管回流至肋间淋巴结或胸骨旁淋巴结；中部淋巴管汇入腰淋巴结；下部的淋巴管回流入髂外淋巴结。

2. 腹部的淋巴回流

腹前壁脐以上浅淋巴管注入腋淋巴结（胸肌淋巴结）；腹前壁脐以下浅淋巴管注入腹股沟浅淋巴结；腹后壁深淋巴管注入腰淋巴结，再经腰干注入乳糜池。

六、骨盆和会阴部淋巴分布与走行

骨盆部淋巴的淋巴结群可分为壁淋巴结和脏淋巴结。

1. 壁淋巴结

（1）髂外淋巴结：沿髂外动脉排列，收集腹股沟深、浅淋巴结的输出管，盆壁和部分盆腔脏器如膀胱、前列腺或子宫颈和阴道上段的淋巴管。

（2）髂内淋巴结：沿髂内动脉排列，收集所有盆腔脏器、会阴和臀部等回流的淋巴。

（3）髂总淋巴结：沿髂总动脉排列，除收纳髂内、外淋巴结的输出管外，还收纳沿骶中动脉排列的骶淋巴结的输出管，后者收集直肠、前列腺、骨盆后壁的部分淋巴。

2. 脏淋巴结

位于器官周围，沿髂内动脉的脏支排列，如直肠旁淋巴结、膀胱旁淋巴结、子宫旁淋巴结等。它们的输出管注入壁淋巴结，但直肠旁淋巴结的输出管则注入肠系膜下淋巴结。

七、下肢淋巴分布与走行

腹股沟浅淋巴结上群约有 5～6 个，位于腹股沟韧带下方与其平行排列，收纳脐以下腹壁浅层、臀部、外生殖器、会阴以及肛管下端的浅淋巴管。下群约有 4～5 个，沿大隐静脉末段两侧纵行排列，收纳中、小腿前内侧及大腿的浅淋巴管。腹股沟浅淋巴结的输出管，注入沿股静脉排列的腹股沟深淋巴结，或行经股管注入髂外淋巴结。腹股沟深淋巴结 3～5 个，在股静脉根部周围，接受腹股沟浅淋巴结及腘淋巴结的输出管以及下肢的深淋巴管，其输出管经股管入腹腔，注入髂外淋巴结。

八、上肢淋巴分布与走行

腋淋巴结约 20～30 个，可分为 5 群。

1. 外侧群

沿腋静脉远侧段排列，收纳上肢大部分淋巴管。手和前臂感染，首先侵及此群。

2. 前群

位于前锯肌的表面，循胸外侧血管分布。收纳乳房、胸前外侧壁、脐平面以上腹前壁的淋巴管，乳腺癌时首先侵及此群。

3. 后群

位于肩胛下血管周围，收纳背上部、颈后部、肩关节及胸后壁的淋巴。

4. 中央群

位于腋腔底部中央的结缔组织中，收纳上述三群淋巴结的输出管。

5. 腋尖群

又称锁骨下群，位于胸小肌上部，锁胸筋膜深面，沿腋动脉近侧段排列，收纳乳房上部以及中央群的淋巴。本群的输出管汇成锁骨下干，左侧者注入胸导管，右侧者注入右淋巴导管。当行乳腺癌根治手术清扫淋巴结时，需注意保护前群附近的胸长神经和与后群相邻的胸背神经。

第四节　人体局部神经的分布与走行

一、神经系统的总论

神经系统是机体内起主导作用的系统。内、外环境的各种信息由感受器接受后，通过周围神经传递到脑和脊髓的各级中枢进行整合，再经周围神经控制和调节机体各系统器官的活动，以维持机体与内、外界环境的相对平衡。人体各器官、系统的功能都是直接或间接处于神经系统的调节控制之下，神经系统是整体内起主导作用的调节系统。人体是一个复杂的机体，各器官、系统的功能不是孤立的，它们之间互相联系、互相制约。同时，人体生活在经常变化的环境中，环境的变化随时影响着体内的各种功能。这就需要对体内各种功能不断作出迅速而完善的调节，使机体适应内外环境的变化。实现这一调节功能的系统主要就是神经系统。神经系统是由神经细胞（神经元）和神经胶质所组成。

1. 神经元

神经元是一种高度特化的细胞，是神经系统的基本结构和功能单位，它具有感受刺激和传导兴奋的功能。神经元由胞体和突起两部分构成。胞体的中央有细胞核，核的周围为细胞质，胞质内除有一般细胞所具有的细胞器如线粒体、内质网等外，还含有特有的神经原纤维及尼氏体。神经元的突起根据形状和机能又分为树突和轴突。树突较短，但分支较多，它接受冲动，并将冲动传至细胞体，各类神经元树突的数目多少不等，形态各异。每个神经元只发出一条轴突，长短不一，胞体发生出的冲动沿轴突传出。根据突起的数目，可将神经元从形态上分为假单极神经元、双极神经元和多极神经元三大类。根据神经元的功能，可分为感觉神经元、运动神经元和联络神经元。感觉神经元又称传入神经元，一般位于外周的感觉神经节内，为假单极或双极神经元，感觉神经元的周围突接受内外界环境的各种刺激，经胞体和中枢突将冲动传至中枢；运动神经元又名传出神经元，一般位于脑、脊髓的运动核内或周围的植物神经节内，为多极神经元，它将冲动从中枢传至肌肉或腺体等效应器；联络神经元又称中间神经元，是位于感觉和运动神经元之间的神经元，起联络、整合等作用，为多极神经元。

2. 神经胶质

神经胶质数目较神经元多，突起无树突、轴突之分，胞体较小，胞浆中无神经原纤维和尼氏体，不具有传导冲动的功能。神经胶质对神经元起着支持、绝缘、营养和保护等作用，并参与构成血脑屏障。

3. 突触

神经元间联系方式是互相接触，而不是细胞质的互相沟通。该接触部位的结构特化称为突触，通常是一个神经元的轴突与另一个神经元的树突或胞体借突触发生机能上的联系，神经冲动由一个神经元通过突触传递到另一个神经元。

4. 反射

神经系统在调节机体的活动中，对内、外环境的刺激所作出的适当反应，叫做反射。反射是神经系统的基本活动方式。反射活动的形态学基础是反射弧，包括感受器、传入神经元（感觉神经元）、中枢、传出神经元（运动神经元）和效应器（肌肉、腺体）五个部分。只有在反射弧完整的情况下，反射才能完成。

二、神经系统的区分

人体的神经系统在形态上和机能上都是完整的不可分割的整体，为了学习方便，可按其所在部位和功能，分为中枢神经系统和周围神经系统。

（一）中枢神经系统

中枢神经系统包括位于颅腔内的脑和位于椎管内的脊髓。

1. 脑

脑是中枢神经系统的头端膨大部分，位于颅腔内。人脑可分为端脑、间脑、中脑、脑桥、小脑和延髓六个部分。通常把中脑、脑桥和延髓合称为脑干，延髓向下经枕骨大孔连接脊髓。脑的内腔称为腔室，内含脑脊髓液。端脑包括左、右大脑半球。每个半球表层为灰质所覆盖，叫大脑皮质。人类的大脑皮质在长期的进化过程中高度发展，它不仅是人类各种机能活动的高级中枢，也是人类思维和意识活动的物质基础。

2. 脊髓

呈前后扁的圆柱体，位于椎管内，上端在平齐枕骨大孔处与延髓相续，下端终于第 1 腰椎下缘水平。脊髓前、后面的两侧发出许多条细的神经纤维束，叫做根丝。一定范围的根丝向外方集中成束，形成脊神经的前根和后根。前、后根在椎间孔处合并形成脊神经。脊髓以每对脊神经根根丝的出入范围为准，划分为 31 个节段，即颈髓 8 节（$C_1 \sim C_8$），胞髓 12 节（$T_1 \sim T_{12}$），腰髓 5 节（$L_1 \sim L_5$），尾髓 1 节（C_{o1}）。

（二）周围神经系统

周围神经系统联络于中枢神经和其他各系统器官之间，包括与脑相连的脑神经和与脊髓相连的脊神经。按其所支配的周围器官的性质可分为分布于体表和骨骼肌的躯体神经系和分布于内脏、心血管和腺体的内脏神经系。

周围神经的主要成分是神经纤维。将来自外界或体内的各种刺激转变为神经信号向中枢内传递的纤维称为传入神经纤维，由这类纤维所构成的神经叫传入神经或感觉神经；向周围的靶组织传递中枢冲动的神经纤维称为传出神经纤维，由这类神经纤维所构成的神经称为传出神经或运动神经，分布于皮肤、骨骼肌、肌腱和关节等处，将这些部位所感受的外部或内部刺激传入中枢的纤维称为躯体感觉纤维；分布于内脏、心血管及腺体等处并将来自这些结构的感觉冲动传至中枢的纤维称为内脏感觉纤维。分布于骨骼肌并支配其运动的纤维叫躯体运动纤维；而支配平滑肌、心肌运动以及调控腺体分泌的神经纤维叫做内脏运动纤维，由它们所组成的神经叫植物性神经。

三、脊神经的组成及分支

脊神经由与脊髓相连的前根和后根在椎间孔合并而成。前根属运动性，由位于脊髓灰质前角和侧角（侧角位于 $C_8 \sim L_3$ 节段）及骶髓副交感核（$S_2 \sim S_4$）的运动神经元轴突组成。后根属感觉性，由脊神经节内假单极神经元的中枢突组成。脊神经节是后根在椎间孔处的膨大部，为感觉性神经节，主要由假单极神经元胞体组成。脊神经出椎间孔后立即分为前支和后支，此外，脊神经还分出一支很细小的脊膜返支，经椎间孔返入椎管，分布于脊髓膜。脊神经后支一般都较细小，按节段地分布于项、背、腰、骶部深层肌肉及皮肤。脊神经前支粗大，分布于躯干前外侧部和四肢的皮肤及肌肉。在人类除胸神经前支保持着明显的节段性外，其余脊神经的前支则交织成丛，然后再分支分布。脊神经前支形成的神经丛有颈丛、臂丛、腰丛和骶丛。

（一）颈丛

颈丛由第 1 ~ 4 颈神经前支组成，发出皮支和肌支。皮支分布到颈前部皮肤，肌支分布于颈部部分肌肉（颈部深肌）、舌骨下肌群和肩胛提肌。其中最主要的分支是膈神经，为混合性神经，由第 3~5 颈神经前支发出，下列穿经胸腔至膈肌，主要支配膈肌的运动以及心包、部分胸膜和腹膜的感觉。

（二）臂丛

臂丛由第 5~8 颈神经前支和第 1 胸神经前支的大部分组成，先位于颈根部，后伴锁骨下动脉经斜角肌间隙和锁骨后方进入腋窝。其间几经相互编织，可分为根、干、股、束四段，并发出许多分支，在腋窝臂丛形成三个束，即外侧束、内侧束和后束，包绕腋动脉。臂丛的分支很多，其主要分支如下：

1. 肌皮神经

自外侧束发出，支配着臂前群肌和前臂外侧的皮肤。

2. 正中神经

由内侧束和外侧束各发出一根合成，支配前臂前群肌的大部分，手鱼际肌及手掌面桡侧三个半指的皮肤。

3. 尺神经

由内侧束发出，支配前臂前群肌尺侧的小部分肌肉、小鱼际肌和手肌中间群大部分以及手掌面尺侧一个半指和手背面尺侧两个半指的皮肤。

4. 桡神经

发自后束，支配臂及前臂后群肌、臂及前臂背侧面皮肤和手背面桡侧两个半指的皮肤。

5. 腋神经

由后束发出，支配三角肌、小圆肌及三角肌区和臂外侧面的皮肤。

（三）胸神经前支

胸神经前支共 12 对，其中第 1~11 对胸神经前支位于相应的肋间隙中，称肋间神经；第 12 对胸神经前支位于第 12 肋下缘，叫肋下神经。下 6 对胸神经前支除支配相应的肋间肌及皮肤外，还支配腹前、外侧壁的肌肉和皮肤。

（四）腰丛

腰丛由第 12 胸神经前支的一部分第 1~3 腰神经前支和第 4 腰神经前支的一部分组成。位于腰椎两侧，腰大肌的深面。其主要分支有：

1. 股神经

经腹股沟韧带深面下行至股部、支配股前群肌、小腿内侧部和足内侧缘的皮肤。

2. 闭孔神经

经小骨盆穿闭膜管至股内侧部，支配股内收肌群及股内侧面的皮肤。

（五）骶丛

由第 4 腰神经前支部分与第 5 腰神经前支合成的腰骶干以及骶、尾神经的前支编织而成，位于骶骨和梨状肌前面，分支分布于会阴部、臀部、股后部、小腿和足的肌肉与皮肤。其主要分布有坐骨神经自梨状肌下孔出骨盆腔后，经臀大肌深面至股后部，在腘窝上方分为胫神经和腓总神经。沿途发出肌支支配股后群肌。胫神经为坐骨神经的延续，在腘窝下行至小腿后部，分支支配小腿后群肌、足底肌以及小腿后面、足底和足背外侧的皮肤。腓总神经沿腘窝外侧壁绕过腓骨颈下行至小腿前区，支配小腿前群肌、外侧群肌以及小腿外侧面、足背和趾背的皮肤。

四、面部神经分布与走行

（一）面神经

面神经为混合性神经，大部分纤维为运动性纤维，主要支配面部表情肌；小部分为内脏感觉纤维和内脏运动纤维。内脏感觉纤维分布于舌前 2/3 的味蕾，感受传递味觉刺激。内脏运动纤维为副交感纤维，经下颌下神经节及翼腭神经节换神经元后，节后纤维支配舌下腺、下颌下腺、泪腺以及鼻腔黏膜腺。面神经出脑干后进入内耳门，经过内耳道底入面神经管，先向前外行，继而近乎直角转向后方，再经前庭窗的上方弓形向下，出茎乳孔，向前穿入腮腺，分为数支而终。面神经的主要分支如下：

1. 岩大神经

在膝神经节处由面神经分出，由内脏运动纤维构成，经过岩大神经沟，出破裂孔，再经翼管前行抵翼腭窝，在翼腭神经节换神经元后，节后纤维分布到泪腺、鼻腔黏膜腺，支配腺体的分泌。

2. 镫骨肌神经

镫骨肌神经为面神经行于面神经管沿鼓室后壁下降时，在锥隆突后侧发出的一个细支，支配镫骨肌。

3. 鼓索

鼓索是面神经在未出茎乳孔前发出的重要分支，含内脏运动纤维和内脏感觉纤维。其穿过鼓室至颞下窝，加入舌神经（三叉神经下颌神经的一个分支）。内脏感觉纤维味觉是膝神经节内假单极神经元的周围突，随舌神经分布于舌前 2/3 的味蕾，司味觉；内脏运动纤维随舌神经至下颌下神经节换神经元后，节后纤维支配下颌下腺和舌下腺的分泌。

（二）三叉神经

三叉神经分为眼神经、上颌神经和下颌神经三支，分别经眶上裂、圆孔、卵圆孔出颅，穿行于面部各腔、窝中。运动纤维仅含于下颌神经中，支配咀嚼肌和与吞咽运动有关的肌肉；感觉纤维除分布于面深部的各种结构外，还形成皮支，自面颅的孔洞中穿出，分布于相应区域的皮肤，主要有：

1. 眶上神经

眼神经的末支，与同名血管伴行，由眶上孔穿出至皮下，分布于额前部的皮肤。

2. 眶下神经

上颌神经的末支，与同名血管伴行，由眶下孔穿出，分布于下睑、鼻背外侧及上唇的皮肤。

3. 颏神经

下颌神经的末支，与同名血管伴行，由颏孔穿出，分布于下唇及颏部的皮肤。

4. 耳颞神经

下颌神经的分支，由腮腺上缘穿出，在外耳门前方上行，与颞浅动、静脉伴行，分布于颞部皮肤，并分出小支布于腮腺。

（三）颅顶部神经

枕大神经为第 2 颈神经的后支，穿过项部深肌群后，穿斜方肌腱膜，然后和枕动脉伴行，走向颅顶。封闭枕大神经可于枕外隆凸下方一横指处向两侧约 2cm 处进行。颅顶的神经走行在皮下组织中，而且分布互相重叠，故局麻阻滞一支神经常得不到满意的效果，应当将神经阻滞的范围扩大。

（四）面侧部的神经

1. 眼神经

自半月节发出后经眶上裂入眶，分为额神经、泪腺神经及鼻睫状神经等 3 支。

（1）额神经：最粗，在上睑提肌的上方向前行，在眶中部分为 2 支，较大的外侧支为眶上神经，较小的内侧支为滑车上神经。滑车上神经经眶上孔内侧的额切迹，眶上神经经眶上孔（切迹）出眶，分布于额部的皮肤。

（2）泪腺神经：较细小，沿外直肌的上缘向前至泪腺。

（3）鼻睫状神经：在上直肌的下面斜越视神经上方至眶内侧，分出睫状节长根和 2～3 支睫状长神经等。分布于眼球、眼睑、泪囊、鼻腔前部的黏膜和鼻下部的皮肤。

2. 上颌神经

上颌神经为三叉神经的分支之一，由圆孔出颅后，经眶下裂入眶，延为眶下神经。它沿眶下壁的眶下沟、眶下管，前行出眶下孔至面部。在穿出眶下孔以前，沿途有分支至上颌牙齿、牙龈以及上颌窦和鼻腔黏膜等。

（1）上牙槽神经：分为前、中、后三支。上牙槽后支在翼腭窝内自上颌神经主干发出，在上颌骨体后方入骨质；上牙槽中支和前支分别在眶下沟和眶下管内由眶下神经发出。上述神经分布于上颌牙齿及牙龈。

（2）翼腭神经：为两根短小的神经，在翼腭窝内分出，向下连于翼腭神经节，由节发出的分支布于鼻腔和腭部黏膜。

（3）眶下神经：为上颌神经本干的延续，经眶下裂入眶，行经眶下沟、眶下管，再经眶下孔出眶，分布于眼睑鼻外侧部、上唇和颊部皮肤，在沿途发出上牙槽中支和前支。

（4）颧神经：较细小，在翼腭窝发出，经眶下裂入眶，在眶内分为两小支，分布于颧颞部皮肤。颧神经发出小支加入泪腺神经，主管泪腺的感觉和分泌（泪腺分泌为岩大神经在翼腭神经节换元后，其节后纤维随颧神经分布至泪腺）。

3. 下颌神经

混合性神经，经卵圆孔出颅，在颞下窝内即分出许多分支。感觉纤维分布于下颌牙齿及牙龈、口腔底、颊部的黏膜、舌的黏膜及口裂以下的面部皮肤；运动纤维主要分布于咀嚼肌。下颌神经的主要分支有：耳颞神经和下牙槽神经。

（1）耳颞神经：分为两支，挟持着硬脑膜中动脉，然后汇合成一干，在下颌关节后方转向上行，自腮腺上缘穿出，与颞浅动脉伴行，分布于颞部皮肤、下颌关节、外耳道的皮肤、鼓膜及耳前面的皮肤。在腮腺内发出一小支分布于腮腺，此支含有副交感纤维，来自舌咽神经的岩小神经，经耳神经节换元后发出节后纤维，自翼外肌两头间穿出，沿颊肌外面前行贯穿此肌，分布于颊部的皮肤和颊黏膜。

（2）下牙槽神经：为混合性神经，在舌神经的后方，沿翼内肌外侧面下行，经下颌孔进入下颌管，在管内分成许多小支，分布于下颌牙齿、牙龈，终支从颏孔穿出称颏神经，布于颏部及唇的皮肤和黏膜。在未进入下颌孔以前，下牙槽神经发出一小支走向前下方支配下颌舌骨肌和二腹肌前腹。

（五）舌神经

在下牙槽神经的前方，行向前下方，在舌骨舌肌外侧越过下颌下腺上方至舌尖，支配口腔底和舌前 2/3 黏膜的躯体感觉。舌神经在行程中有来自面神经的鼓索加入，故鼓索内的味觉纤维随着舌神经分布到舌前 2/3，司味觉；鼓索内的副交感纤维随舌神经到下颌下神经节，换元后发出的节后纤维分布于下颌下腺及舌下腺，支配腺体的分泌。

五、颈部神经分布与走行

（一）迷走神经

迷走神经为第 10 对脑神经，属混合性神经，含有内脏运动纤维躯体运动纤维、内脏感觉纤维和躯体感觉纤维等 4 种纤维成分。内脏运动纤维是迷走神经的主要成分，支配自咽至结肠左曲以上消化管管壁平滑肌的收缩和腺体分泌、腹腔消化腺的分泌；支配从喉至肺的呼吸管道黏膜腺体以及气管各级支气管壁的平滑肌收缩；支配心肌（心率减慢）和冠状动脉、肺动脉壁平滑肌收缩。躯体运动纤维支配咽、喉、食管等器官横纹肌和部分腭肌。躯体感觉纤维传导耳廓、外耳道皮肤和脑膜的感觉。内脏感觉纤维的分布范围与内脏传出纤维支配范围相同。

迷走神经自颈静脉孔出颅，在神经干上有 2 个感觉神经节：上神经节，也称颈静脉节，呈球形位于颈静脉孔处；下神经节，也称结状节，为颈静脉孔下方的梭形膨大，长约 2.5cm。迷走神经在颈动脉鞘内垂直下行，先在颈内动脉、静脉之间，后在颈总动脉与颈内静脉之间的后方，下行至颈根部。右迷走神经在锁骨下动脉第一段与无名静脉之间，气管的右侧入胸腔；左迷走神经在无名静脉之后，左颈总动脉与左锁骨下动脉之间入胸腔，然后进入腹腔，分布于胸腔和腹腔脏器。

（二）舌下神经

舌下神经为第 12 对脑神经，属舌的运动神经，经舌下神经管出颅，先在颈内动脉、迷走神经和舌咽神经之后，继而向下行于颈内动、静脉之间，在颈动脉三角内，由枕动脉起始处后方浅出，并呈弓形弯向前行，跨越颈内、外动脉及舌动脉之浅面，在舌骨大角的上方，经二腹肌后腹及茎突舌骨肌深面至下颌下三角内，在舌骨舌肌浅面前行，分支支配舌内肌和舌外肌。一侧舌下神经损伤时，损伤侧舌肌瘫痪、萎缩，伸舌时舌尖偏向患侧。

（三）胸锁乳突肌区和颈外侧区的神经

1. 副神经

经颈静脉孔出颅，走行于颈内动、静脉之间，在二腹肌后腹深面，越过颈内静脉，向后下行，在乳突尖下方约 2.5cm 处，胸锁乳突肌前缘上、中 1/3 交点，潜入该肌深面，并支配该肌。自该肌后缘中点稍下方处，进入颈外侧区，最后在斜方肌前缘中、下 1/3 交界处，进入该肌深面，并支配该肌。一侧的副神经损伤，同侧转头及抬肩无力。

2. 颈丛

位于胸锁乳突肌深面和中斜角肌、肩胛提肌浅面之间，由第1～4颈神经前支组成，其分支有皮支、肌支和膈神经。膈神经为混合性神经，发自第3～5颈神经前支，在前斜角肌前面为椎前筋膜所覆盖，向内下行，前方有胸锁乳突肌、肩胛舌骨肌、颈内静脉及颈横动脉，左侧尚有胸导管弓，内侧有甲状颈干；向下经锁骨下动、静脉之间入纵隔。

3. 臂丛

由第5～8颈神经前支和第1胸神经前支的一部分组成。各神经出椎间孔后，前支形成臂丛的5个根，然后组成上、中、下三干：第5、6颈神经前支合为上干，第7颈神经前支为中干，第8颈神经前支和第1胸神经一部分前支合成下干。每个干在锁骨中点上方，各分为前、后两股。上干和中干的前股合并成外侧束；下干的前股自成内侧束；三个干的后股合成后束。这三个束分别位于腋动脉的内侧、外侧和后方。椎前筋膜向外下延展，包裹臂丛和血管，形成腋鞘。臂丛在锁骨中点上方2cm处比较集中，位置也较浅。此处为进行臂丛阻滞麻醉部位。但应注意臂丛内侧有胸膜顶，内下方有锁骨下动脉，切勿损伤。臂丛在锁骨上部发出的神经主要有：

（1）胸长神经：由第5～7颈神经的前支（臂丛根部）发出，沿前锯肌表面下行，支配该肌。

（2）肩胛背神经：由第5颈神经前支发出，经中斜角肌与肩胛提肌之间，向后下分布于肩胛提肌及大、小菱形肌。

（3）肩胛上神经：由上干分出，向外与同名动脉伴行，经肩胛切迹至冈上窝，绕肩胛颈至冈下窝，分布于冈上肌和冈下肌。

六、胸部神经分布与走行

1. 肋间神经和肋下神经

肋间神经共 11 对，位于相应的肋间隙内。肋下神经 1 对，位于第 12 肋下方。肋间神经和肋下神经均为胸神经前支，与肋间动、静脉伴行。在肋间隙后部，即肋角的内侧，位于肋间隙的中部，与肋间静脉的排列次序不定。在肋角前位，位于肋间内肌和肋间最内肌之间，其排列关系自上而下为肋间静脉、肋间动脉和肋间神经，即血管行于肋沟内，神经沿肋下缘前行。

肋间神经沿途分支支配肋间肌、胸横肌等。在腋前线附近分出外侧皮支穿至皮下。第 2 肋间神经的外侧皮支较粗大，横过腋窝底至臂内侧，与臂内侧皮神经相连，称为肋间臂神经。肋间神经末端在胸骨侧缘向前发出前皮支，穿至胸前壁皮下。下 5 对肋间神经和肋下神经的前段离开肋间和肋下，向前下入腹壁，分布于腹肌和腹壁的皮肤。因此，下位肋间及肋下神经在胸部受到刺激时，如胸膜炎，可引起腹壁肌肉的反射性紧张和皮肤的疼痛。腹部手术时若过多地切断下位肋间神经，可出现支配区域的腹壁肌肉瘫痪及皮肤感觉迟钝或消失。

2. 躯体神经

膈神经（C_3、$C_{4(5)}$ 前支）肌支支配膈肌，感觉支分布于胸膜壁层、心包壁层、膈下面、肝胆带等。胸神经前支（肋间神经和肋下神经）肌支，支配肋间肌及腹前外侧壁肌；感觉支则分布于胸腹壁皮肤 T_2 胸骨角平面、胸、腹膜壁层 T_4 乳头平面、T_6 剑突平面、T_8 肋弓平面、T_{10} 脐平面、T_{12} 耻骨联合与脐连线中点平面。

七、上肢神经分布与走行

（一）上肢项背三角区的神经

1. 副神经

为第 11 对脑神经，自颈静脉孔出颅后，向下外行于胸锁乳突肌的深面，从该肌后缘中点斜越颈外侧区，入斜方肌深面，支配该肌。如一侧副神经损伤，则斜方肌瘫痪，导致抬肩无力。

2. 肩胛背神经（C_5）

起自臂丛的根部，穿经中斜角肌，斜向后下方，经肩胛提肌深面至菱形肌深面，支配肩胛提肌和菱形肌。

3. 肩胛上神经（C_5、C_6）

起自臂丛上干，向后与肩胛上动脉伴行，经肩胛横韧带下方入冈上窝，支配冈上肌。主干继续向外绕经肩峰与肩胛颈之间，进入冈下窝，分布于冈下肌。

4. 腋神经（C_5、C_6）

自臂丛后束起始后，伴旋肱后动脉穿四边孔至三角肌深面。肌支支配三角肌和小圆肌，皮支穿三角肌后缘浅出，分布于肩部和臂外侧上部皮肤。

5. 肩胛下神经（$C_5 \sim C_7$）

臂丛后束发出，支配肩胛下肌和大圆肌。

6. 胸背神经（$C_6 \sim C_8$）

臂丛后束发出，支配背阔肌，与肩胛下动脉伴行。

（二）臂和前臂前面深层的神经

1. 肌皮神经（$C_5 \sim C_7$）

发自臂丛外侧束，行向外下方，斜穿喙肱肌，至肱二头肌和肱肌之间下降，发出肌支支配臂前群肌，终支在肘窝上方自深筋膜穿出，延续为前臂外侧皮神经，伴头静脉走行，分布于前臂外侧面皮肤。

2. 正中神经（$C_5 \sim T_1$）

首先在肱动脉的外侧与之伴行，至臂中部经过动脉的前方转到动脉的内侧下行，经肱二头肌腱膜深面入肘窝，继而穿过旋前圆肌浅、深两头之间，于指浅屈肌与指深屈肌之间下行。在腕上方位于桡侧腕屈肌腱与掌长肌腱之间，经腕管入手掌。正中神经的肌支支配除尺侧腕屈肌和指深屈肌尺侧半以外的前臂前群肌。

3. 尺神经（C_8、T_1）

由内侧束发出，在肱动脉的内侧下降，与尺侧上副动脉伴行，在三角肌止点下方高度穿过内侧肌间隔至后面，继行于尺神经沟（此位置浅表且贴近骨面，故易损伤），再下行穿过尺侧腕屈肌两头之间，进入前臂前面，在尺侧腕屈肌和指浅屈肌之间、尺动脉的内侧下降，经腕横韧带浅面、掌腱膜深面、豌豆骨的桡侧进入手掌。

尺神经在臂部无分支，在肘关节处发出分支至肘关节，并发出肌支支配尺侧腕屈肌和指深屈肌尺侧。尺神经在前臂中下 1/3 交界处发出手背支，行于尺侧腕屈肌深面，在尺骨小头上方穿出深筋膜，分布于手背。

4. 桡神经（$C_5 \sim T_1$）

是臂丛后束发出的一条粗大神经，在腋腔内位于腋动脉的后方，在背阔肌下缘和肱深动脉伴行向下，经肱三头肌长头与内侧头之间，沿桡神经钩绕肱骨中段转向外下，在肱骨外上髁上方穿外侧肌间隔至肱桡肌与肱肌之间，分为浅、深二支。浅支为皮支，沿桡动脉下行，在前臂中下 1/3 交界处转向背面，并下行至手背，分布于手背桡侧半皮肤。深支为肌支，经桡骨头外侧穿旋后肌至前臂背面，行于前臂伸肌群浅、深层之间，并支配前臂背侧各肌。此外，桡神经本干发出臂后皮神经和前臂后皮神经，分布于臂和前臂后部皮肤；还发出肌支，支配臂部的肱三头肌和前臂的肱桡肌。

八、下肢神经分布与走行

（一）臀部的神经

1. 臀上神经

与臀上动、静脉伴行，由梨状肌上孔出盆腔，行于臀中肌与臀小肌之间，继与臀上动脉深支伴行，支配臀中肌、臀小肌和阔筋膜张肌。

2. 臀下神经

与臀下动、静脉伴行，由梨状肌下孔穿出，支配臀大肌。

3. 股后皮神经

经梨状肌下孔出盆腔，穿臀大肌下缘，先行于股二头肌内侧，后于股二头肌与半腱股之间下行至膝后区。

4. 坐骨神经

是人体最粗大的神经，多数以一主干经梨状肌下孔出盆腔至臀部，在臀大肌深面经坐骨结节与大转子连线的中点下降到股后部。坐骨神经自盆腔穿出时与梨状肌的关系有多种类型，有时坐骨神经分为两股，即腓总神经与胫神经，一股穿过梨状肌，另一股出梨状肌下孔；或一股出梨状肌上孔，另一股穿梨状肌或穿梨状肌下孔；或以一干穿梨状肌。由于神经的全部或一部分穿过梨状肌，受肌肉收缩压迫的影响，有时可出现疼痛，称为梨状肌综合征。

5. 阴部神经

出梨状肌下孔，与阴部内动脉伴行，经坐骨小孔至坐骨直肠窝，分布于会阴部皮肤及其他结构。

（二）股前部的神经

1. 股神经

腰丛最大的分支，在腰大肌与髂肌之间下行，经肌腔隙于股动脉的外侧进入股三角，随即分为数支。肌支分布于耻骨肌、股四头肌和缝匠肌；关节支分布于髋关节和膝关节；皮支有股中间皮神经和股内侧皮神经。

2. 闭孔神经

起自腰丛（$L_2 \sim L_4$），在腰大肌内侧缘、髂总血管的深面入盆腔与闭孔血管伴行，穿闭膜管出盆腔后分为前、后两支。前支位于短收肌浅面，分支至长收肌、股薄肌、短收肌、耻骨肌及髋关节。后支位于短收肌深面，支配闭孔外肌和大收肌。另外，前支的末梢穿阔筋膜分布于股内侧皮肤。

（三）股后部的神经

在股后部，坐骨神经沿中线于股二头肌长头的深面下行，通常到达股中、下 1/3 交界处，即分为内侧的胫神经和外侧的腓总神经 2 个终支。在臀大肌下缘与股二头肌长头外侧缘的夹角处，坐骨神经浅面仅有皮肤及筋膜覆盖，此为检查坐骨神经压痛点的常用部位。自坐骨神经内侧发出肌支支配股二头肌长头、半腱肌与半膜肌，而股二头肌短头则由腓总神经支配。手术显露坐骨神经时，应沿其外侧缘分离，以免损伤分支。

（四）小腿前面和足背的皮神经

1. 隐神经

股神经的终支，在膝的内侧，缝匠肌与股薄肌之间穿出深筋膜，并伴大隐静脉沿小腿内侧下行至足的内侧缘。分布于膝关节下部、小腿内侧面及足内侧缘的皮肤。

2. 腓浅神经

发自腓总神经，在小腿前外侧中、下 1/3 交界处穿出深筋膜下行，分为以下 2 个终支：

（1）足背内侧皮神经：分布于足背的内侧部、拇趾内侧缘及第 2、3 趾相对缘的皮肤。

（2）足背中间皮神经：分布于足背中部和第 3～5 趾相对缘的皮肤。

3. 腓深神经

发自腓总神经，于第 1、2 跖骨间穿出深筋膜，分布于第 1、2 趾相对缘的皮肤。

4. 足背外侧皮神经

腓肠神经的终支，经外踝后方转至足背外侧，分布于足背和小趾外侧缘的皮肤。

（五）小腿后部的神经

胫神经为坐骨神经的两个终支之一，行经比目鱼肌腱弓的深面，伴胫后动脉下行于小腿浅、深层肌之间。经内踝后方，屈肌支持带的深面，至足底分为足底内侧神经和足底外侧神经。胫神经除发出腓肠内侧皮神经外，还发出肌支支配小腿后群肌，以及发出营养膝关节的关节支。

（六）足底的神经

1. 足底内侧神经

与同名动脉伴行，肌支支配拇屈肌、拇短展肌、趾短屈肌及第1、2蚓状肌；皮支支配足底内侧、拇趾至第4趾的相对缘及第4趾的内侧面的皮肤。

2. 足底外侧神经

伴同名动脉走行，肌支支配足底方肌、小趾展肌、小趾短屈肌、全部骨间肌、第3～4蚓状肌及拇收肌；皮支支配足底外侧、小趾及第4趾外侧面的皮肤。

第六章 欧式按摩的操作套路

欧式按摩的操作手法轻柔，推、按、触摸等手法应用较多，给人一种舒适、自然、轻松的感觉；同时，其操作线路多为肌纤维走行方向、淋巴走行方向、血管走行方向，具有调节神经功能、促进血管舒缩、改善淋巴循环等功能。

第一节 俯卧位按摩的操作套路

一、背部操作套路

1. 直推背部

局部解剖：分布斜方肌、背阔肌、腰大肌及竖脊肌等肌肉组织和脊神经的颈丛神经、胸神经前支及腰丛神经等。

手法操作：操作者位于被操作者一侧，双手从被操作者的腰部开始，拇指置于脊柱两侧，手指朝前，用力向前缓慢平推，推至与肩平齐止，将身体的重量集中在手上（图6-1）。

动作要领：开始时用力不要太重，缓缓加力。慢推能够起到镇静的作用，所以操作时不要太快，应缓慢而均匀地直推。

手法作用：直推背部可以促进背部血液循环，放松紧张的肌肉和神经。

2. 分推肩部

局部解剖：分布三角肌、冈上肌、冈下肌、大圆肌等肌肉组织、腋神经及肩胛上神经等。

手法操作：接上一手法，操作者位于被操作者一侧，双手自脊柱两侧与肩平齐处，向两侧进行分推法，推至肩峰端止（图6-2）。

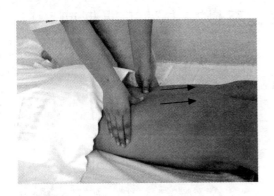

图6-1 直推背部

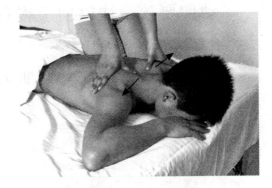

图6-2 分推肩部

动作要领：在开始分推时力量要轻，到达肩峰时力量要下沉，用力重些。

手法作用：分推肩部具有很好的放松作用，能够有效改善局部肌肉的紧张程度，减轻疼痛，改善局部血液循环，使僵硬的肌肉得到缓解。

3. 抹胁肋

局部解剖：分布前锯肌、肋间外肌、肋间内肌等肌肉组织和肋间神经及胸长神经等。

手法操作：接上一手法，手从身体两侧拉回，然后轻轻地从胁肋部拉回到腰部，再重复直推背部（图6-3）。

动作要领：此三个手法为一个连续动作，往返做3分钟，去时的力量要重，回来时力量要轻。

手法作用：放松肋间肌肉，有利于呼吸。

4. 扇形推背

局部解剖：分布腰大肌、竖脊肌、肋间外肌等肌肉组织、脊神经后支及腰丛神经等。

手法操作：操作者位于被操作者一侧，双手从被操作者腰部开始用力向上平推，从肋部向外扇形分开，划环形向上慢慢移动，直到肋下，然后再拉回返至腰部（图6-4）。

动作要领：往返向上慢移，至最高点处迅速划回，反复5~6次。

手法作用：放松背部肌肉。

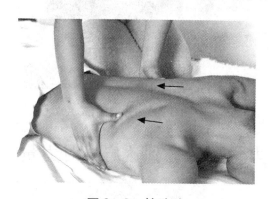

图6-3　抹胁肋

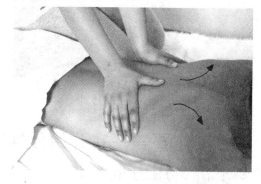

图6-4　扇形推背

5. 轮流推背

局部解剖：分布腰大肌、竖脊肌等肌肉组织和脊神经后支、腰丛神经等。

手法操作：操作者位于被操作者一侧，一手用力从腰部左侧向上推，另一手在右侧肩部向下推，两手交叉做环形运动（图6-5）。

动作要领：做交叉运动时手不要离开皮肤。

手法作用：有镇静、催眠作用，还可调整血液循环。

6. 扭臀

局部解剖：分布臀大肌、髂腰肌、梨状肌、竖脊肌等肌肉组织和脊神经后支、腰神经等。

手法操作：操作者位于被操作者一侧，从臀部最高处开始，两手相对用力捏起皮肤，逐渐向上至腋下。从左侧开始，到左腋下，到右腋下，再到右臀部（图6-6）。

动作要领：不要太用力，以免损伤皮肤。

手法作用：放松局部肌肉，治疗坐骨神经痛、梨状肌损伤。

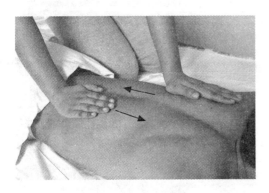　　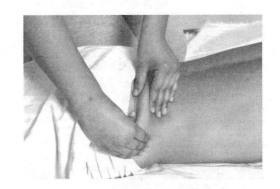

图6-5　轮流推背　　　　　　　图6-6　扭臀

7. 揉胁肋

局部解剖：分布前锯肌、肋间外肌、肋间内肌等肌肉组织和肋间神经等。

手法操作：操作者位于被操作者一侧，双手相对，两手用四指指尖用力，对掌揉两侧胁肋，从腰部开始，一起向上划圈至腋下，再从脊中拉回（图6-7）。

动作要领：按揉要有节律，迎随呼吸。按揉用力，两手拉回时要轻，往返5~6次。

手法作用：此手法动作越慢，其作用越深；动作越快，兴奋性越强。能明显地起到镇静作用，使呼吸均匀畅通，并能治疗肝胆胰疾患。

8. 揉肩部

局部解剖：分布三角肌、胸大肌等肌肉组织和腋神经及胸神经、腋淋巴结等。

手法操作：操作者位于被操作者一侧，两手相对，像拧毛巾一样捏住肩部肌肉，从腋下至肩峰（图6-8）。

动作要领：动作要轻而用力，手法虽重但不觉疼痛，一侧5~6次，再换另一侧。

手法作用：放松肩部肌肉，预防肩部疾患。

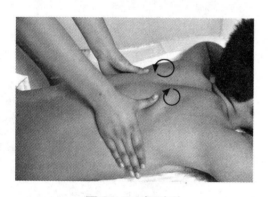

图6-7　揉胁肋

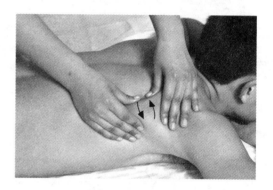

图6-8　揉肩部

9. 侧推胁肋

局部解剖：分布大圆肌、小圆肌、背阔肌、前锯肌、腹内斜肌和臀大肌等肌肉组织和腋神经、胸内侧神经、腰神经等。

手法操作：从腋下开始，两手交替从胸推到背部，并逐渐下移直至臀部（图6-9）。

动作要领：手从下向上拉，手法不宜重，一侧做完再做另一侧，反复做1分钟。

手法作用：预防和治疗呼吸系统疾病以及肝胆病。

10. 环形推背

局部解剖：分布腰大肌、竖脊肌、肋间外肌等肌肉组织和脊神经后支、腰丛神经等。

手法操作：操作者位于被操作者一侧，从臀的侧面开始，一手在背上，另一只手在体侧向上推，两手交替做环形运动，按顺时针方向运动至肩部，由右侧到左侧（图6－10）。

动作要领：两手交替要平稳，不要离开皮肤。

手法作用：可以预防和治疗失眠、感冒。

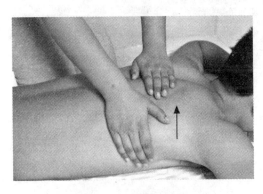
图6-9　侧推胁肋

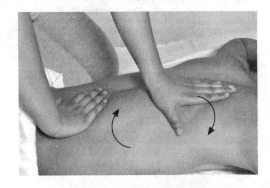
图6-10　环形推背

11. 静指按压

局部解剖：分布竖脊肌、背阔肌等肌肉组织和脊神经后支及腰丛神经等。

手法操作：操作者位于被操作者一侧，从腰骶开始，用两手拇指指腹放在脊柱两侧，距正中线旁开两横指，将身体的重量施加在拇指上，至颈部（图6－11）。

动作要领：肘关节伸直，垂直用力，配合呼吸，一压一松。

手法作用：预防和治疗感冒、失眠、神经衰弱、妇科疾病等，还能调节胃肠功能。

12. 环形拇指推脊

局部解剖：分布竖脊肌、背阔肌等肌肉组织和脊神经后支、腰丛神经等。

手法操作：操作者位于被操作者一侧，两拇指交替轮流将脊柱肌肉向外侧推，一个拇指划圈，另一个划半圆（图6－12）。

动作要领：用拇指沿脊柱运动，稍用力，做3分钟。

手法作用：防治肝胆病，增强性功能。

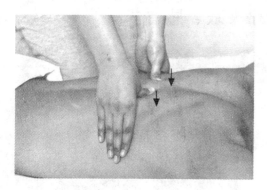

图6－11　静指按压

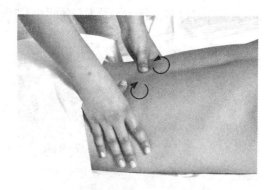

图6－12　环形拇指推脊

13. 摇背

局部解剖：分布竖脊肌、背阔肌等肌肉组织和脊神经后支及腰丛神经等。

手法操作：操作者位于被操作者一侧，两手相对，从腰部开始，前后摆动进行深部渗透推动（图6－13）。

动作要领：摆动要均匀，不要用暴力。

手法作用：放松背部肌肉，防治背部疼痛。

14. 搓背

局部解剖：分布竖脊肌、背阔肌、菱形肌、腹内斜肌、腹外斜肌等肌肉组织和脊神经及腰丛神经等。

手法操作：两手挟住腰部，相对用力从身体侧面到背部，搓至腋下（图6-14）。

动作要领：两手相对用力，注意要用腕力，反复做5~6次。

手法作用：防治背部疼痛、风湿、类风湿等疾病。

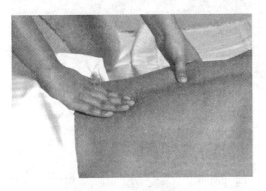

图6-13　摇背

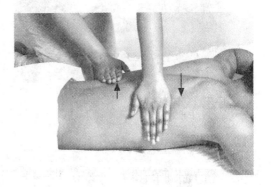

图6-14　搓背

15. 抹背

局部解剖：分布竖脊肌、背阔肌、菱形肌、腹内斜肌、腹外斜肌等肌肉组织和脊神经、腰丛神经等。

手法操作：操作者位于被操作者一侧，两手从颈肩开始，单手从上到下抹至臀部（图6-15）。

动作要领：手法要轻柔，速度不宜过快，做5次。

手法作用：缓解紧张和疲劳。

16. 梳脊柱

局部解剖：分布竖脊肌、背阔肌等肌肉组织和脊神经后支、腰丛神经等。

手法操作：操作者位于被操作者一侧，用食、中指按揉脊柱两侧肌肉，两手交替进行（图6-16）。

动作要领：要逐渐向下用力，把身体的重力加在手指上，每隔1寸，一按一压一揉，做5次。

手法作用：能改善血液循环，对高血压、心脏病有一定治疗作用。

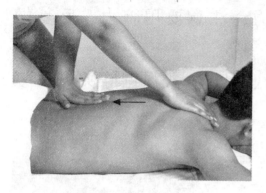

图6-15　抹背

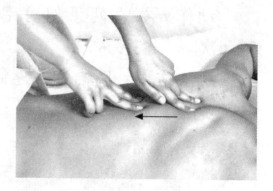

图6-16　梳脊柱

17. 毛虫爬法

局部解剖：分布竖脊肌、背阔肌、菱形肌、腹内斜肌、腹外斜肌等肌肉组织和脊神经、腰丛神经等。

手法操作：将一手放在腰部，另一手按在其上，抬起下面的手掌，用另一手向下按手指，这样起伏移动至肩部，从左侧腰部开始，回到右侧腰部（图6-17）。

动作要领：放在上面的手不要太用力向下压，反复做3次。

手法作用：刺激相应节段的神经，防治心、肺、腹部及腰部疾患。

18. 跪指按压背部

局部解剖：分布竖脊肌、背阔肌等肌肉组织和脊神经后支、腰丛神经等。

手法操作：用食指、中指的屈曲关节从腰部开始，按压脊柱两侧，两指向骑在棘突上一样向前移动，至颈下（图6-18）。

动作要领：要用力逐渐下压，均匀而有节律，反复5次。

手法作用：能调节胃肠功能和防治性功能低下。

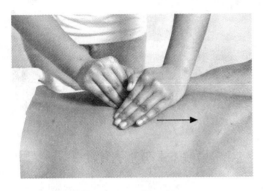

图6-17　毛虫爬法

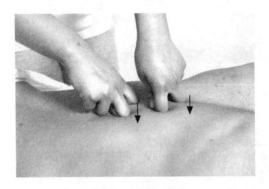

图6-18　跪指按压背部

19. 猫爪推法

局部解剖：分布竖脊肌、背阔肌等肌肉组织和脊神经后支、腰丛神经等。

手法操作：在上个手法结束时，从颈下由单手向后拉，像人在后退又向前行走一样，一只手抬起，另一手向下推，手法很轻，动作类似推，但比推法轻，比抚法重些（图6-19）。

动作要领：此手法是最难的一种手法，要逐渐在实践中体会，像猫在生活中抓挠东西的样子，反复做5次。

手法作用：防治高血压、失眠和心脏病。

20. 十指扣背

局部解剖：分布竖脊肌、背阔肌、菱形肌、腹内斜肌、腹外斜肌等肌肉组织和脊神经、腰丛神经等。

手法操作：十指伸直，用力向下弹击肌肉，从肩部开始至腰部（图6-20）。

动作要领：此手法是最重的一种手法，刺激量较大，但做时一定要有弹性，反复做5次。

手法作用：加速血液流动，使皮肤更有弹性。

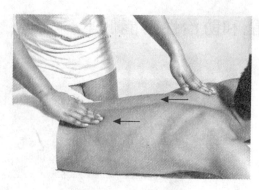

图6-19　猫爪推法

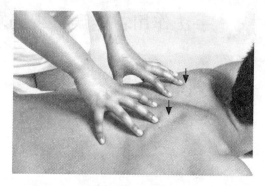

图6-20　十指扣背

21. 合十击背

局部解剖：分布竖脊肌、背阔肌、菱形肌、腹内斜肌、腹外斜肌等肌肉组织和脊神经、腰丛神经等。

手法操作：操作者跪在被操作者旁，双手合掌，手腕放松，用手的侧面从上到下击打皮肤（图6-21）。

动作要领：轻快有节奏，可以听到清脆的响声。

手法作用：振动深层的组织和肌肉，促进血液循环，有利于废物的排泄。

22. 伸展腰骶

局部解剖：分布竖脊肌、背阔肌等肌肉组织和脊神经后支、腰丛神经等。

手法操作：两手交叉，一手放在骶部，另一手放在腰的中部，两手向相反方向推，轻轻地把腰部展开（图6-22）。

动作要领：动作要慢，不要太用力，反复做5次。

手法作用：防治腰骶痛。

23. 理背

局部解剖：分布竖脊肌、背阔肌等肌肉组织和脊神经后支、腰丛神经等。

手法操作：把两手放在两侧肩部，手指朝上，向后拉两手至腰部，下次重复两手靠近脊柱（图6-23）。

动作要领：反复做6次。

手法作用：防治发热、便秘、呃逆、嗳气等。

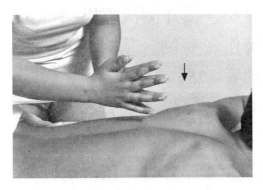 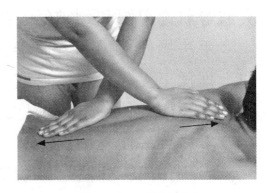

图6-21　合十击背　　　　　　图6-22　伸展腰骶

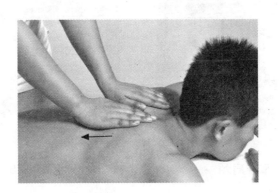

图6-23　理背

二、颈部操作套路

1. 掌推肩颈

局部解剖：分布斜方肌、肩胛提肌、胸锁乳突肌等肌肉组织和颈神经、副神经、颈外侧浅淋巴结等。

手法操作：操作者位于被操作者一侧，从肩部用全掌向上推到颈部，然后返回（图6-24）。

动作要领：用力要平稳，一手扶其头，另一手操作，反复 5 次。

手法作用：防治肩周炎和颈椎病。

2. 四指推颈

局部解剖：分布斜方肌、肩胛提肌、胸锁乳突肌、头夹肌等肌肉组织和颈神经、副神经、颈外侧浅淋巴结等。

手法操作：操作者位于被操作者一侧，从肩部用四指向上推揉至发际，然后返回（图 6 - 25）。

动作要领：一定要推揉颈椎旁开一横指的部位，反之会有不适感。反复 5 次。

手法作用：此法可以防治高血压、头痛、颈椎病。

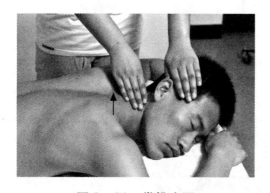　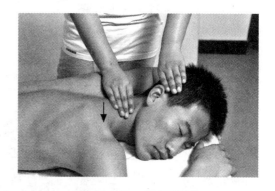

图 6 - 24　掌推肩颈　　　　　图 6 - 25　四指推颈

3. 三指拿颈

局部解剖：分布后斜角肌、胸锁乳突肌等肌肉组织和颈神经前支、副神经等。

手法操作：用一手扶住其头部，另一手拇指按在颈椎棘突一侧，其余二指按在颈椎棘突的另一侧，从下向上按揉，拇指弹拨，食指和中指按揉（图 6 - 26）。

动作要领：一定要轻柔，避免损伤颈部和产生不适的感觉，反复 5 次。

手法作用：防治心脏病、颈椎病、感冒等。

4. 二指按揉

局部解剖：分布头夹肌、头半棘肌等肌肉组织和颈神经前支。

手法操作：操作者位于被操作者一侧，一手扶在其头部另一只手在颈椎的两侧操作，另拇指在一侧，食指在另一侧，按压肌肉并做环形揉动，一直向上至发际颅骨基底部（图 6 – 27）。

动作要领：要用腕力，不要捏扭，反复 5 次。

手法作用：此方法可以治疗颈项疼痛、肩背疼痛、头痛、失眠、高血压等。

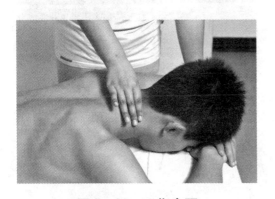 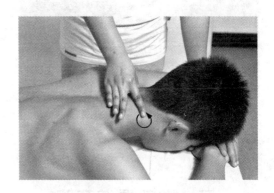

图 6 – 26 三指拿颈   图 6 – 27 二指按揉

5. 直推颈肩

局部解剖：分布斜方肌、肩胛提肌、胸锁乳突肌、头夹肌等肌肉组织和颈神经、副神经等。

手法操作：用两手大拇指指尖相对，从发际推至肩部（图 6 – 28）。

动作要领：两拇指用力，反复 5 次。

手法作用：防治颈项的肌纤维粘连、钙化。

6. 抹颈

局部解剖：分布斜方肌、肩胛提肌、胸锁乳突肌、头夹肌等肌肉组织和颈神经、副神经、颈外侧浅淋巴结等。

手法操作：用双手从发际向下分抹直至颈肩部（图6-29）。

动作要领：抹法比推法力大一些，动作缓慢，做1分钟。

手法作用：防治高血压、头痛、脑供血不足引起的头晕等。

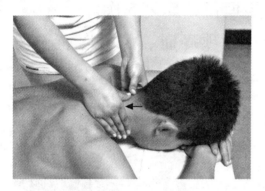

图6-28　直推颈肩

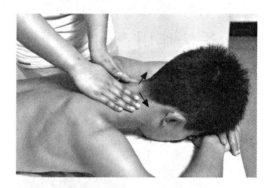

图6-29　抹颈

三、臀部操作套路

1. 扇形推臀

局部解剖：分布臀中肌、腹外斜肌、腹内斜肌等肌肉组织和髂腹下神经、臀上神经等。

手法操作：操作者位于被操作者一侧，将手放在臀的顶部，向上、向外做分推，沿着腰部两侧滑下，向上收提双手（图6-30）。

动作要领：重复5次。

手法作用：促进腰骶部血液循环，防治腰骶痛、性功能减弱等。

2. 揉臀

局部解剖：分布臀大肌、臀中肌等肌肉组织和臀上神经、臀下神经等。

手法操作：操作者位于被操作者一侧，一手将臀肌捏起，另一手挡住肌肉向相反方向扭转肌肉。右臀顺时针方向做，左臀逆时针方向（图6-31）。

动作要领：此手法较难，要认真体会。揉5分钟。

手法作用：防治腰腿痛和梨状肌损伤。

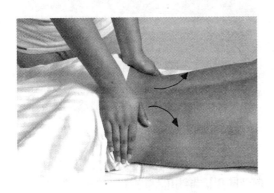 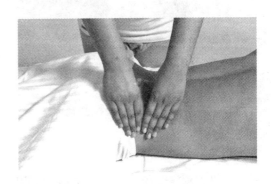

图6-30　扇形推臀　　　　　　图6-31　揉臀

3. 拇指分推腰骶

局部解剖：分布髂腰肌、梨状肌等肌肉组织和骶丛神经、臀上神经等。

手法操作：操作者位于被操作者一侧，两手拇指从臀顶向上直推，沿着肌肉走向，从腰部两侧滑下，从臀沟中间向两侧扩散（图6-32）。

动作要领：要用力做，反复5次。

手法作用：防治泌尿系统疾病，如尿频、遗尿。

4. 捏拿臀肌

局部解剖：分布臀大肌、臀中肌等肌肉组织和臀上神经、臀下神经等。

　　手法操作：双手将臀肌拿起，从左侧开始拿至髋部，然后右侧重复动作（图6-33）。

　　动作要领：一定不要大把拿肌肉，也不要过少捏肌肉，要适中，做3分钟。

　　手法作用：防治肌肉萎缩、性功能低下。

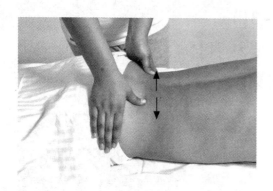 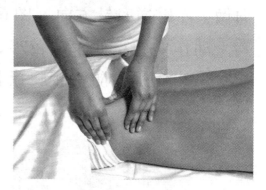

图6-32　拇指分推腰骶　　　　　　　图6-33　捏拿臀肌

　　5. 环形推臀

　　局部解剖：分布臀大肌、臀中肌等肌肉组织和臀上神经、臀下神经等。

　　手法操作：操作者两手放在被操作者臀部同侧做环形推法，两手依次进行，从两侧返回时，要在外侧用力向上拉（图6-34）。

　　动作要领：两手着实放在皮肤上，反复5次。

　　手法作用：增强性功能，防治阳痿、早泄。

　　6. 拇指按揉骶骨孔

　　局部解剖：分布臀大肌、梨状肌等肌肉组织和骶丛神经等。

　　手法操作：操作者位于被操作者一侧，用双手拇指按压骶骨后孔，按压并揉动（图6-35）。

　　动作要领：要用身体的力量按压并揉动。做3分钟。

手法作用：防治腰骶部风湿痛、关节痛、遗尿、尿频，增强性功能。

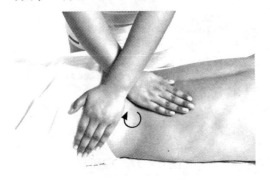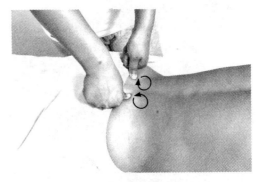

图6-34 环形推臀　　　　　　图6-35 拇指按揉骶骨孔

7. 静压腰骶

局部解剖：分布髂腰肌、梨状肌等肌肉组织和骶丛神经、臀上神经等。

手法操作：操作者位于被操作者一侧，用两手拇指指腹从骶骨孔两侧由上到下按压，每处停留2秒钟（图6-36）。

动作要领：拇指要垂直用力，按后抬起，缓慢下移，压1分钟。

手法作用：促进腰骶部血液循环，防治腰骶部疼痛，增强性功能，防治阳痿、早泄。

8. 理骶

局部解剖：分布髂腰肌、梨状肌等肌肉组织和骶丛神经、臀上神经等。

手法操作：操作者两手指尖对腰部，双手从腰部向后拉，以触摸结束（图6-37）。

动作要领：不用力，轻轻抚摸。

手法作用：轻轻按摩，放松整个区域而减轻疼痛，防治性功能低下及性冷淡。

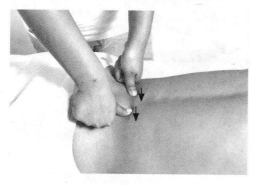

图6-36　静压腰骶

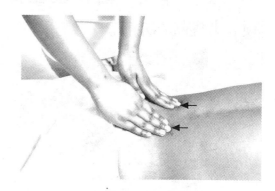

图6-37　理骶

四、下肢后部操作套路

1. 扇形推下肢

局部解剖：分布股二头肌、腓肠肌、比目鱼肌等肌肉组织和腓浅神经、胫神经等。

手法操作：操作者位于被操作者一侧，从足跟上部开始，两只手用力向前推而后分开，逐渐向上推，两手从两侧滑回（图6-38）。

动作要领：向上推用力，滑回时减轻力量，反复5次。

手法作用：促进腿部血液循环，可以防治局部疼痛、肌肉扭伤、小腿痉挛等。

2. 拇指环形推下肢

局部解剖：分布股二头肌、腓肠肌、比目鱼肌、半腱肌、半膜肌、大收肌等肌肉组织和胫神经、坐骨神经、闭孔神经等。

手法操作：两手拇指做环形运动，向前推至大腿根部（图6-39）。

动作要领：在下肢后面中线向上推，反复 5 次。

手法作用：能解除深层肌肉的粘连，防治静脉炎等。

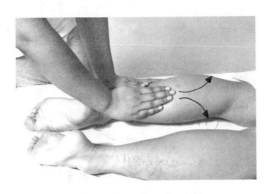

图 6-38　扇形推下肢

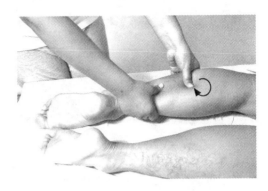

图 6-39　拇指环形推下肢

3. 拇指按揉下肢

局部解剖：分布腓肠肌、比目鱼肌、半腱肌、半膜肌、大收肌、股二头肌等肌肉组织和胫神经、坐骨神经、闭孔神经等。

手法操作：从足踝部上方开始，两手拇指交替按揉，沿着后面的中线，直到臀横纹下（图 6-40）。

动作要领：两拇指指腹用力，逐渐下压，反复 5 次。

手法作用：能解除下肢部肌肉粘连。

4. 掌按下肢

局部解剖：分布腓肠肌、比目鱼肌、半腱肌、半膜肌、大收肌等肌肉组织和胫神经、坐骨神经、闭孔神经等。

手法操作：从足踝部开始，两手掌平放在足跟部，双手交替向前按（图 6-41）。

动作要领：用身体的重力压在被操作者的腿上，反复 5 次。

手法作用：此疗法为阻断疗法，首先使血液暂时停止流动，然后松开，血液加速流动。这样可以使血液流动更加通畅，防治循环系统疾病。

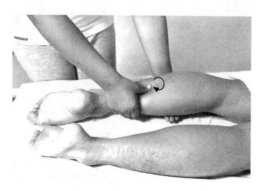 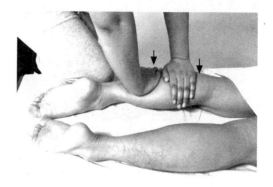

图6-40 拇指按揉下肢　　　　　图6-41 掌按下肢

5. 分推腘横纹

局部解剖：分布腓肠肌、股二头肌等肌肉组织和腓浅神经、坐骨神经等。

手法操作：两手拇指指腹相对做分推，由中间向两侧推（图6-42）。

动作要领：要稍用力，反复5次。

手法作用：本法可以防治膝关节炎、腰痛。

6. 叩击下肢

局部解剖：分布腓肠肌、比目鱼肌、半腱肌、半膜肌、大收肌、长收肌、耻骨肌、缝匠肌等肌肉组织和胫神经、坐骨神经及闭孔神经、股神经等。

手法操作：双手握空拳，用手的侧面交替叩击，从足至臀下（图6-43）。

动作要领：要用腕部的力量，不要用肘使劲，做1分钟。

手法作用：本法能使神经兴奋，加速血液流动达深层肌肉组织。

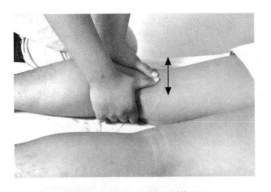

图6-42　分推腘横纹

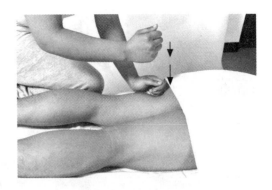

图6-43　叩击下肢

7. 切击足掌

局部解剖：分布足底肌的内侧群、外侧群及中间群等肌肉组织和足底内、外侧神经等。

手法操作：抬起足部，用一手固定，用另一手的掌侧切击足底（图6-44）。

动作要领：两手交替进行用腕部使劲，做1分钟。

手法作用：按摩足部对全身具有调节作用。

8. 摇膝

局部解剖：分布髌韧带、腓肠肌等。

手法操作：一手扶足跟，另一手扶足尖，左右划圈（图6-45）。

动作要领：要顺势划圈，反复5次。

手法作用：滑利关节，防治关节疼痛、风湿和类风湿性关节炎。

9. 触摸下肢

局部解剖：分布腓肠肌、比目鱼肌、半腱肌、半膜肌、大收肌等肌肉组织和胫神经、坐骨神经、闭孔神经等。

手法操作：按上法放下肢体，然后轻抚下肢，以手从臀部开始，拉回足部滑出，结束操作（图6-46）。

动作要领：动作要缓慢，使被操作者全身放松。

手法作用：防治肢体萎缩不用、半身不遂或肢体挛缩等。

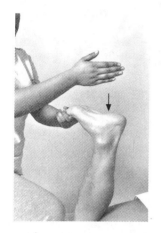 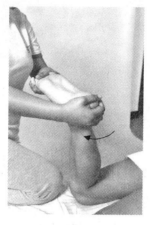 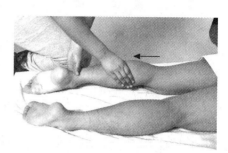

图6-44 切击足掌　　　图6-45 摇膝　　　　　图6-46 触摸下肢

第二节　仰卧位按摩的操作套路

一、头面部操作套路

（一）头部操作套路

1. 五指环形揉头

局部解剖：分布颞肌、翼内肌、翼外肌、枕额肌等肌肉组织和面神经、三叉神经、乳突淋巴结等。

手法操作：操作者在头皮部用手指指腹做小的环形揉，从前面开始按摩整个头部，在颅骨下方的凹陷处多揉一下，再移动揉头皮（图6-47）。

动作要领：要边揉边逐渐加力按，反复5次。

手法作用：防治头痛、失眠。

2. 揉耳

局部解剖：分布颞肌、三叉神经及乳突淋巴结等。

手法操作：操作者用两手拇指同时揉，从耳尖开始揉耳，然后用拇指和食指做环形揉（图6－48）。

动作要领：要按顺序做，揉1分钟。

手法作用：增强听力功能，治疗耳鸣、耳聋、听力减弱等。

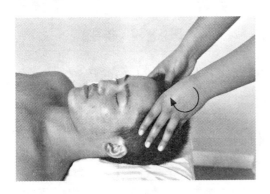

图6－47　五指环形揉头

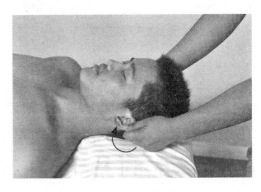

图6－48　揉耳

3. 擦耳

局部解剖：分布颞肌、三叉神经及乳突淋巴结等。

手法操作：操作者用食指和中指夹住耳朵，做上下往返移动（图6－49）。

动作要领：要使局部有温热感为宜，反复5次。

手法作用：增强耳部血液循环，防治耳部疾患。

4. 按耳

局部解剖：分布颞肌、三叉神经及乳突淋巴结等。

手法操作：操作者用两手拇指端塞住耳道，停留一秒钟，然后松开，一紧一松地按压耳朵（图6－50）。

动作要领：有节律地做，反复5次。

手法作用：防治耳疾。

5. 摇耳

局部解剖：分布颞肌及三叉神经及乳突淋巴结等。

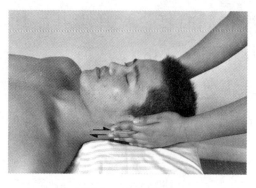

图6－49　擦耳

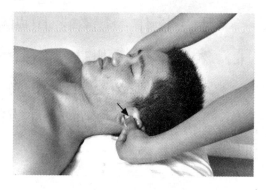

图6－50　按耳

手法操作：操作者用两手捏住耳朵，做向前后左右的环形运动（图6－51）。

动作要领：同时向前或左右运动1分钟。

手法作用：防治耳部疾患。

6. 拔头发

局部解剖：分布颞肌、翼内肌、翼外肌、枕额肌等肌肉组织和面神经、三叉神经等。

手法操作：操作者两手手指从头发根部抓住一束头发，将其向上拉，两手轮流拉起头发（图6－52）。

动作要领：要逐渐用力向上拉头发，不可用力过猛，反复5次。

手法作用：防治神经衰弱、脱发、头痛等。

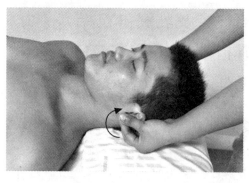

图6－51　摇耳

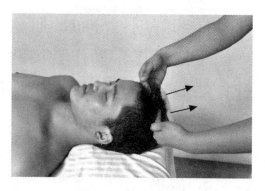

图6－52　拔头发

7. 搓头皮

局部解剖：分布颞肌、翼内肌、翼外肌、枕额肌等肌肉组织和面神经、三叉神经等。

手法操作：操作者用两手四指插入发根处，做上、下、左、右往返移动，从耳侧上方向中间做（图6-53）。

动作要领：用手指端搓，避免指甲划破头皮，做1分钟。

手法作用：促进头部血液循环，防治头皮屑、脱发、斑秃。

8. 头部拔伸

局部解剖：分布斜方肌、肩胛提肌、胸锁乳突肌、头夹肌等肌肉组织和颈神经、副神经等。

手法操作：操作者将手放在颈后，小指放在颅骨上，其余手指相对放在颈后，轻柔稳定地将头拔伸，以伸展颈部（图6-54）。

动作要领：要保持颈部伸直，拔伸要缓慢、平稳。

手法作用：防治颈部不适及颈椎病等。

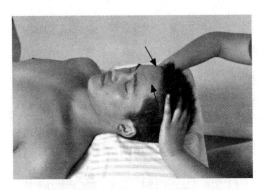

图6-53　搓头皮

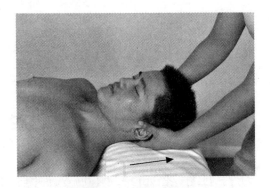

图6-54　头部拔伸

9. 触摸头部

局部解剖：分布颞肌、翼内肌、翼外肌等肌肉组织和三叉神经、乳突淋巴结等。

手法操作：操作者将手放在头两侧，手指盖住耳朵，掌根放在太阳穴处。两手向前相对用力按压，维持几秒钟后慢慢地松开按压，手从头的两侧轻柔地滑向头顶（图6-55）。

动作要领：用力适中。

手法作用：放松全身肌肉，消除紧张。

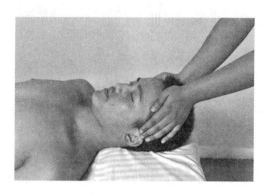

图6-55　触摸头部

（二）面部操作套路

1. 掌推面

局部解剖：分布颏肌、颊肌、咬肌、颧大肌等肌肉组织和面神经、三叉神经、下颌下淋巴结、腮腺淋巴结等。

手法操作：操作者位于被操作者的头后，有节奏地推遍整个面部，再从颈部开始用全掌向上推到下颌。而后从下颌处向外推向耳朵，再返回到下颌下方。从下颌开始，用手指尖经过嘴唇向鼻孔，向上推鼻子的两侧，到眼睛下方停住。然后柔和地从颧骨下向外推到太阳穴，经耳后回到下颌。再向上推面部一次，但是这次是经过鼻梁停顿一下，然后由前额部向外至太阳穴。暂停一下并轻揉，最后返回到下颌（图6-56）。

动作要领：面部按摩要按肌肉走行方向，做 3 分钟。

手法作用：此方法可以美容，减轻面部皱纹，使皮肤更有弹性。

2. 按揉面

局部解剖：分布颊肌、咬肌、提上唇肌、颧大肌等肌肉组织和面神经、三叉神经及腮腺淋巴结等。

手法操作：操作者用两手手掌着力，从下颌开始按揉到太阳穴两侧，然后从太阳穴按揉至颧骨下，再回到起始点（图 6 - 57）。

动作要领：用掌根着力，用力适度，做 1 分钟。

手法作用：具有美容作用，防治面神经麻痹。

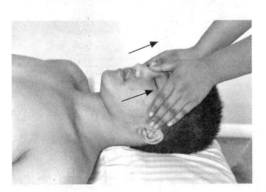 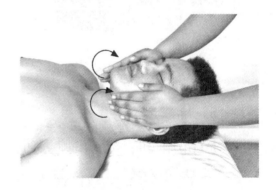

图 6 - 56　掌推面　　　　　　图 6 - 57　按揉面

3. 分推前额

局部解剖：分布有枕额肌和皱眉肌等肌肉组织。

手法操作：操作者两手按揉至前额，再用手掌分推前额（图 6 - 58）。

动作要领：要有节律，做 1 分钟。

手法作用：减少头面部皱纹，防治头痛。

4. 揉面

局部解剖：分布有枕额肌、皱眉肌、颊肌、咬肌、提上唇肌、颧大肌等肌肉组织和面神经、三叉神经、下颌下淋巴结、腮腺淋巴结等。

手法操作：操作者将手盖在被操作者的脸上，手掌在前额，手指在嘴部稍作停留，然后松开手，移到两侧轻揉一下，停留片刻，再重复做（图6－59）。

动作要领：轻轻抚面1分钟。

手法作用：促进面部血液循环，有美容的功效。

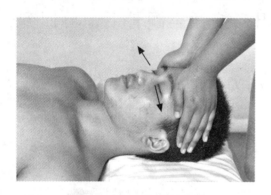
图6－58　分推前额

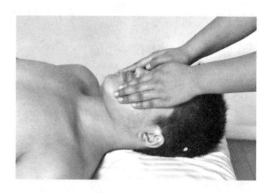
图6－59　捂面

5. 按压颧弓

局部解剖：分布颧大肌、面神经和腮腺淋巴结等。

手法操作：操作者两手的四指放在颧弓下，均匀散开，用指腹按压（图6－60）。

动作要领：一定要有节律，做1分钟。

手法作用：防治痤疮、雀斑。

6. 推颈部

局部解剖：分布斜方肌、肩胛提肌、胸锁乳突肌、头夹肌等肌肉组织和颈神经、副神经、枕淋巴结等。

手法操作：操作者两手放在同侧，一只手用力从肩部经过颈部推到耳朵，然后抬手，这时另一只手开始进行同样的动作（图6－61）。

动作要领：两手要协调，做 2 分钟。

手法作用：减少颈部皱纹，具有美容的功效。

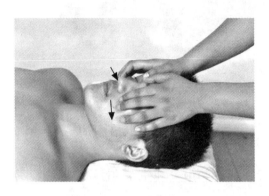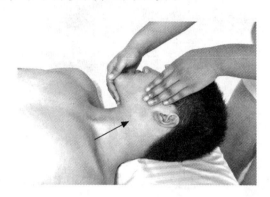

图 6-60　按压颧弓　　　　　　　　　图 6-61　推颈部

7. 指揉下颌

局部解剖：分布颊肌、咬肌和面神经、下颌下淋巴结等。

手法操作：操作者两手拇指放在下颌角处，按揉从下颌角到唇下中间处，然后再返回拉下颌肌肉向耳垂处（图 6-62）。

动作要领：不可从下颌角直推到唇下，这样会使肌肉下垂。按揉 1 分钟。

手法作用：防治面神经麻痹和肌肉下垂等。

8. 轻拍下颌

局部解剖：分布颊肌、咬肌等肌肉组织和面神经及下颌下淋巴结等。

手法操作：操作者用两手交替拍打下颌（图 6-63）。

动作要领：速度要快，做 1 分钟。

手法作用：增强皮肤弹性，具有美容作用。

9. 轮指揉颊

局部解剖：分布颧大肌、颊肌和面神经等。

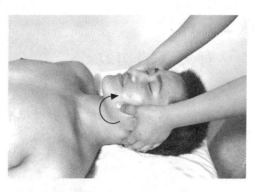

图6-62　指揉下颌

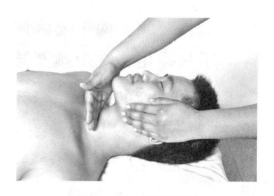

图6-63　轻拍下颌

手法操作：操作者两手放在面颊部，两手轮流地环形向上揉颧骨下方（图6-64）。

动作要领：手法变换要灵活，力度不可过重，做1分钟。

手法作用：促进局部血液循环，增强面部肌肉功能。

10. 轮指拍打下颌

局部解剖：分布颊肌、咬肌和面神经、下颌下淋巴结等。

手法操作：操作者用两手四指放在下颌处，各指轮流拍打下颌（图6-65）。

动作要领：手法变换要灵活，做1分钟。

手法作用：具有美容的功效。

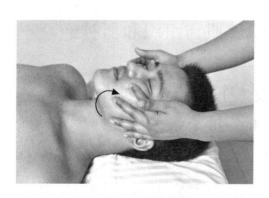

图6-64　轮指揉颊

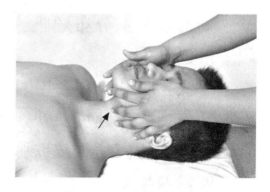

图6-65　轮指拍打下颌

11. 按摩前额

局部解剖：分布枕额肌额腹及面神经等。

手法操作：操作者手放在前额部，用两手的拇指用力揉前额。两手相对做"Z"字形运动，开始运动幅度小，而后逐渐加大至整个前额（图6-66）。

动作要领：反复5次。

手法作用：具有美容作用，还可防治头痛。

12. 按揉鼻尖

局部解剖：分布鼻肌等肌肉组织。

手法操作：操作者将拇指放在鼻梁上，向外推至太阳穴，再轻柔地向上推到发际处（图6-67）。

动作要领：手法要连贯，揉1分钟。

手法作用：防治鼻塞、酒渣鼻、高血压等。

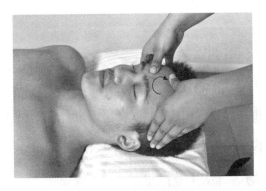
图6-66　按摩前额

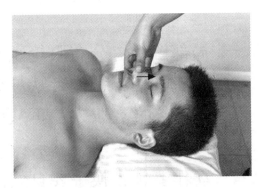
图6-67　按揉鼻尖

13. 抹眉弓

局部解剖：分布有枕额肌和皱眉肌等肌肉组织。

手法操作：操作者两手拇指分别放在眉头处，向眉梢做分抹（图6-68）。

动作要领：速度要缓慢，平稳，反复5次。

手法作用：防治眼部疾患及头痛。

14. 按揉太阳

局部解剖：分布颞肌、眼轮匝肌和面神经等。

手法操作：操作者用两手拇指分别在太阳穴上按揉（图6-69）。

动作要领：力量稍重些，按揉1分钟。

手法作用：具有醒脑作用，防治头痛及眼疾。

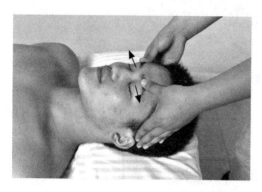 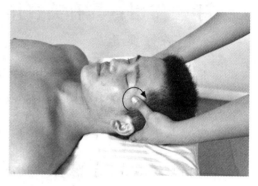

图6-68　抹眉弓　　　　　　　图6-69　按揉太阳

15. 推眼眶

局部解剖：分布眼轮匝肌及面神经等。

手法操作：操作者从鼻梁开始，用指尖沿着眼眶向外用力推，绕过太阳穴，再从眼睛下方回推到鼻部。开始时两手同时向外移动，然后改为两手轮流进行（图6-70）。

动作要领：换手要自然流畅，做1分钟。

手法作用：防治眼疾。

16. 捏眉

局部解剖：分布有枕额肌和皱眉肌等肌肉组织。

手法操作：操作者用拇指和食指捏起眉毛，沿着眉毛捏向外侧太阳穴，再轻揉太阳穴，然后经过眼睛下方回到开始位置（图6-71）。

动作要领：轻轻用力，反复5次。

手法作用：具有美容作用，防治脱眉。

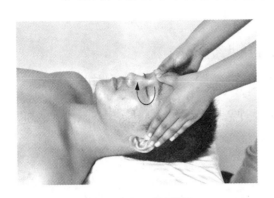

图6-70　推眼眶

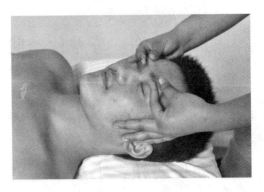

图6-71　捏眉

17. 震眼球

局部解剖：分布枕额肌、眼轮匝肌等肌肉组织。

手法操作：操作者将两手放在前额，下滑食指和中指碰到眼睛，轻揉，然后分开手指向外滑开（图6-72）。

动作要领：用手指滑行，力量适中，反复5次。

手法作用：具有明目作用，防治眼疾。

18. 交替推前额

局部解剖：分布枕额肌及面神经等。

手法操作：操作者一只手横放在前额，向上推至发际，手要紧贴皮肤，两手轮流进行（图6-73）。

动作要领：直线推行，不宜倾斜，反复5次。

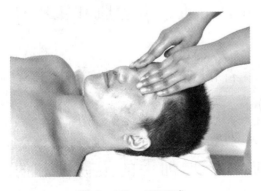

图6-72　震眼球

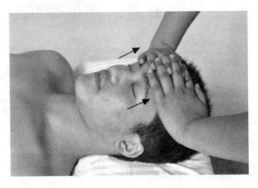

图6-73　交替推前额

手法作用：具有美白作用，防治头痛。

19. 触摸前额

局部解剖：分布枕额肌及面神经等。

手法操作：操作者将手放在前额，维持几秒钟，然后轻揉前额。保持一定的力度，很慢地松开，并将手慢慢地从前额离开（图6-74）。

动作要领：手法一定要轻。

手法作用：放松头面肌肉，使头脑清醒。

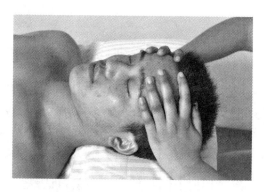

图6-74　触摸前额

二、上肢部操作套路

（一）手掌部操作套路

1. 单推手心

局部解剖：分布蚓状肌、拇短屈肌、掌短肌和正中神经、尺神经等。

手法操作：一手握住被操作者的手背，另一手用手掌跟从指尖推向手腕（图6-75）。

动作要领：用掌根做直推，力量稍大些。

手法作用：促进手部血液循环，增加手的柔韧性和协调性。

2. 跪指按手心

局部解剖：分布蚓状肌、拇短屈肌、拇短伸肌、掌短肌等肌肉组织和正中神经、尺神经等。

手法操作：一手握拳，一手拉住被操作者的手掌，用拳头在其整个手掌上推，用指关节做小波浪形的环形运动（图 6－76）。

动作要领：用力要由重到轻，反复 5 次。

手法作用：防治发热、感冒，减轻头痛。

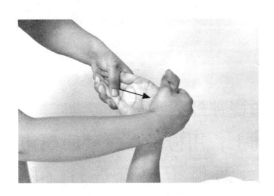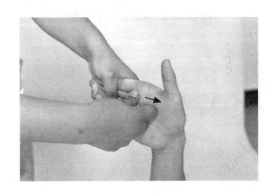

图 6－75　单推手心　　　　　　图 6－76　跪指按手心

3. 拇指分推手背

局部解剖：分布食指伸肌等肌肉组织。

手法操作：两手四指放在被操作者手掌心，两拇指放在被操作者掌背，从指尖到腕做分推（图 6－77）。

动作要领：手法要着实，反复 5 次。

手法作用：改善手部血液循环，防止手部皱纹产生，增强手部皮肤弹性。

4. 扇形推手背

局部解剖：分布食指伸肌和桡神经等。

手法操作：在上述动作基础上，用拇指从掌指关节向手腕做扇形推（图 6－78）。

动作要领：反复 5 次。

手法作用：促进局部血液循环，增强手部皮肤弹性。

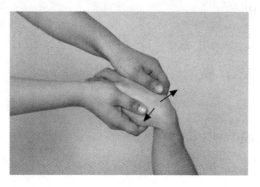 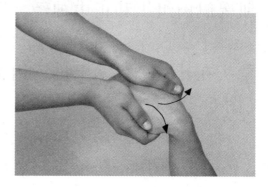

图 6-77　拇指分推手背　　　　　　图 6-78　扇形推手背

5. 直推指背

局部解剖：分布食指伸肌和桡神经等。

手法操作：在上述动作基础上，用拇指在肌腱间浅沟部推，从掌指关节推向手腕，两拇指轮流进行（图 6-79）。

动作要领：不要用力过猛，反复 5 次。

手法作用：加速血液循环，防治手部风湿、类风湿性关节炎以及手部损伤等。

6. 按揉指关节

局部解剖：分布食指伸肌等肌肉组织和桡神经等。

手法操作：一只手握住被操作者掌心，用另一手拇指在各关节进行环形揉，然后向每个关节方向环绕 2 次（图 6-80）。

动作要领：动作要轻快、熟练，揉 2 分钟。

手法作用：滑利关节，防治类风湿性关节炎、手部关节疼痛。

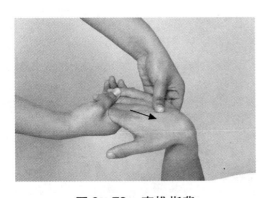
图6-79　直推指背

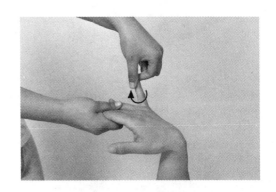
图6-80　按揉指关节

7. 捻指

局部解剖：分布指深屈肌、指浅屈肌、蚓状肌和尺神经等。

手法操作：一手握住被操作者的手使其掌心向下，另一只手对每个手指分别进行按摩，从指尖到指根，拇指和食指相对用力，然后挤压整个手指（图6-81）。

动作要领：节律均匀，每手指捻1分钟。

手法作用：防治关节疼痛。

8. 拇指按掌心

局部解剖：分布蚓状肌、拇短屈肌、掌短肌和正中神经、尺神经等。

手法操作：被操作者掌心向上，操作者一手挟住被操作者的腕部，另一手用拇指在掌心从大拇指根部开始按压直至小指根。用力按压后再翻转过来，在拇指下方的肌肉部位进行有力的环形揉（图6-82）。

动作要领：力由轻到重，反复5次。

手法作用：具有清热的作用，防治发热及心功能减弱。

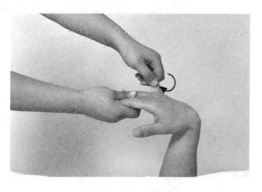

图6-81　捻指

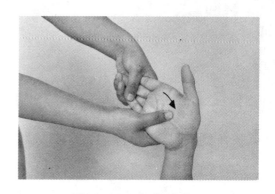

图6-82　拇指按掌心

9. 牵拉手指

局部解剖：分布指深屈肌、指浅屈肌、蚓状肌和尺神经等。

手法操作：操作者用小指分别固定被操作者的小指和拇指，其余手指在其手的下方，以固定被操作者的手，然后分开牵拉手掌（图6-83）。

动作要领：要均匀有节律地牵拉，做5次。

手法作用：防治类风湿性关节炎、关节疼痛、脑血栓后遗症、手部痉挛等疾病。

10. 揪指

局部解剖：分布指深屈肌、指浅屈肌、蚓状肌和尺神经等。

手法操作：操作者一手扶住被操作者的腕部，另一手用食指和中指挟住被操作者的手指做揪法，可听到清脆的响声（图6-84）。

动作要领：一定不要太用力挟住手指，避免疼痛，轻捋慢移，到指尖时迅速滑出，每指5次。

手法作用：促进末梢血液循环，防治手指末节的疾病，如指甲沟炎、灰指甲等。

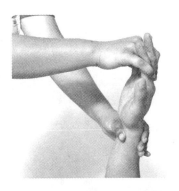

图6-83　牵拉手指

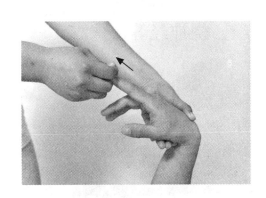

图6-84　揪指

11. 按压指根

局部解剖：分布指深屈肌、指浅屈肌、蚓状肌和尺神经等。

手法操作：操作者一手托住被操作者的手掌心，另一手从大拇指开始，依次按压至小指根部，逐渐用力下压（图6-85）。

动作要领：按配合揉，可以减轻疼痛，每指做1分钟。

手法作用：防治类风湿性关节炎，手拘挛、脑血栓后遗症等。

12. 摇手

局部解剖：分布指深屈肌、指浅屈肌、蚓状肌和尺神经等。

手法操作：操作者一手握住被操作者的手腕，另一只手五指插入被操作的手指缝间做环形运动（图6-86）。

动作要领：摇法要顺势做，不可用力过猛，摇5次。

手法作用：滑利关节，防治腱鞘炎、手指痉挛等。

13. 运拉手

局部解剖：分布指深屈肌、指浅屈肌、掌短肌和尺神经、桡神经等。

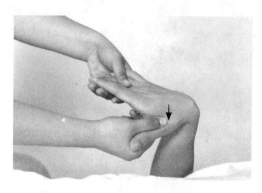

图6-85   按压指根

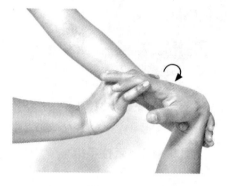

图6-86   摇手

手法操作：操作者一只手握住被操作者的手腕上方，另一只手与被操作者的手十指交叉相握，慢慢地前后屈伸手腕（图6-87）。

动作要领：不可用力太大，每个方向转5次。

手法作用：舒松关节肌肉，防治上肢疾患。

14. 分推手腕

局部解剖：分布掌短肌、拇长屈肌、肱桡肌和桡神经等。

手法操作：操作者用两大拇指在被操作者的手腕周围进行按摩，从腕内侧开始分推，然后轮流进行直推，到肘部（图6-88）。

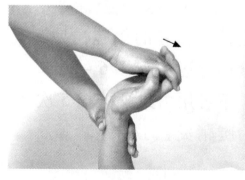

图6-87   运拉手

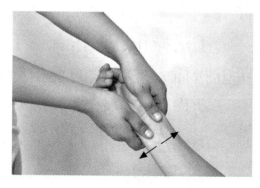

图6-88   分推手腕

动作要领：从中间到两侧做分推，到两端时稍用些力，反复 5 次。

手法作用：可防治腕部疾患及神经官能症等。

15. 拇指搓腕

局部解剖：分布拇短屈肌、拇短展肌、掌短肌和正中神经、尺神经等。

手法操作：操作者用手指固定被操作者的手，用两拇指做交叉直推（图 6 - 89）。

动作要领：要稍用力，反复 5 次。

手法作用：放松腕关节，增强腕力。

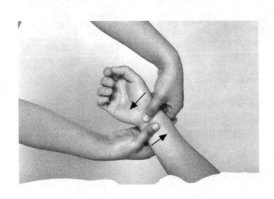

图 6 - 89　拇指搓腕

（二）手臂部操作套路

1. 双掌按压上肢

局部解剖：分布肱桡肌、掌长肌、桡侧腕屈肌、肘肌、肱二头肌、肱三头肌等肌肉组织和肌皮神经、桡神经、正中神经、尺神经及腋淋巴结等。

手法操作：被操作者手掌向上，操作者的手横放在对方的手腕上方，手略呈杯状，用力向上推，到达手臂顶部时，两手分开从肩部两侧推上去，推到肩部的上方，然后从手臂两侧轻轻地返回到手腕处，再重新开始（图 6 - 90）。

动作要领：要把身体的力量加在手上，反复 5 次。

手法作用：此法可防治手臂拘挛，偏瘫等。

2. 单手推上肢

局部解剖：分布肱桡肌、掌长肌、桡侧腕屈肌、肘肌、肱二头肌等肌肉组织和肌皮神经、桡神经、正中神经、尺神经、腋淋巴结等。

手法操作：操作者一手固定手臂，另一手向上推，推到肩关节附近后从一侧滑下，然后换另一只手操作（图 6-91）。

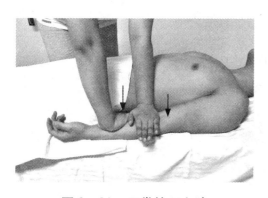
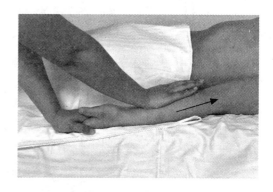

图 6-90　双掌按压上肢　　　　　　图 6-91　单手推上肢

动作要领：不要太用力，反复 5 次。

手法作用：增强上肢神经及循环系统功能。

3. 扇形推上肢

局部解剖：分布肱桡肌、掌长肌、桡侧腕屈肌和桡神经、正中神经等。

手法操作：操作者一手固定手臂，另一手拇指在手腕的内侧做扇形推，两个拇指轮流进行，逐渐延长推的距离，直到覆盖整个前臂（图 6-92）。

动作要领：频率均匀，用力适中。

手法作用：放松上肢肌肉，防治心肺疾病。

4. 拇指直推上肢

局部解剖：分布肱桡肌、掌长肌、桡侧腕屈肌和桡神经、正中神经等。

手法操作：操作者一手握住被操作者的手腕，另一手的拇指放在手腕的内侧，手滑向肘关节的同时拇指用力，其余四指放松，达到肘关节后，轻轻返回腕部。双手交替动作（图6-93）。

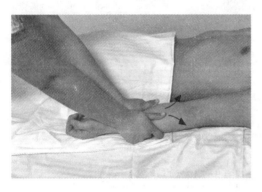

图6-92　扇形推上肢

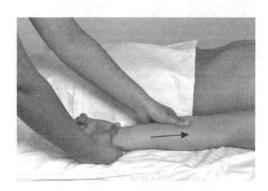

图6-93　拇指直推上肢

动作要领：用力均匀，切忌擦伤皮肤，反复5次。

手法作用：防治手指屈伸不利。

5. 点按两筋间

局部解剖：分布桡侧腕屈肌、尺侧腕屈肌和正中神经、尺神经等。

手法操作：操作者用两手拇指相对横放在两筋之间，交替点按至肩部（图6-94）。

动作要领：逐渐向下用力，配合呼吸，反复5次。

手法作用：防治手指屈伸不利、肘肩挛缩、失眠、心律不齐等。

6. 揉臂

局部解剖：分布肱桡肌、掌长肌、桡侧腕屈肌、肘肌、肱二头肌、肱三头肌等肌肉组织和肌皮神经、桡神经、正中神经、尺神经、腋淋巴结等。

手法操作：将被操作者的手放平，操作者一手握腕，另一只手揉前臂到肩部；再从肩部返回揉到腕部。从内侧向肩部揉，从外侧返回（图6-95）。

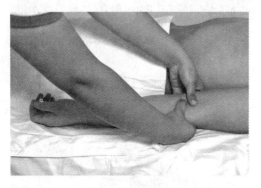

图6-94　点按两筋间　　　　　图6-95　揉臂

动作要领：要有顺序、有节律地揉，反复做5次。

手法作用：防治上肢麻木、抬举不利、风湿疼痛等。

7. 拿臂

局部解剖：分布肱桡肌、掌长肌、桡侧腕屈肌、肘肌、肱二头肌、肱三头肌等肌肉组织和肌皮神经、桡神经、正中神经、尺神经、腋淋巴结等。

手法操作：操作者一手扶住腕部，另一手拇指在被操作者臂内侧，其余四指放在臂外侧，捏而提起，从腕到肩，再从肩到腕（图6-96）。

动作要领：要用腕力，用活力，反复5次。

手法作用：放松上肢肌肉，增强血液循环，防治肩周炎。

8. 推肘

局部解剖：分布肘肌、旋前圆肌、桡侧腕短伸肌和正中神经等。

手法操作：操作者用一只手固定前臂，用另一只手推肘部，用指尖在肘部平稳地进行环形推（图6-97）。

动作要领：指尖用力，推1分钟。

手法作用：促进肘部血液循环，有利于关节活动功能。

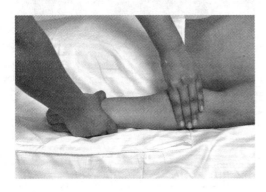 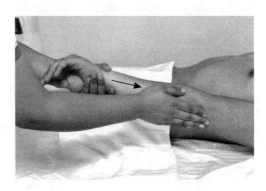

图6-96　拿臂　　　　　　　　　　图6-97　推肘

9. 拇指按压肘

局部解剖：分布肘肌、旋前圆肌、桡侧腕短伸肌和正中神经等。

手法操作：操作者一手固定前臂，另一手拇指和其余四指各放肘关节在一侧，做环形揉并按压（图6-98）。

动作要领：在肘关节处按压1分钟。

手法作用：此法可防治颈椎病、肩周炎等引起的上肢麻木、疼痛。

10. 摇肘

局部解剖：分布肘肌、旋前圆肌、桡侧腕短伸肌和正中神经等。

手法操作：操作者用一只手扶住被操作者的手腕部，另一手扶住被操作者的肘部，做内旋或外旋及环形运动

（图6－99）。

动作要领：切忌暴力，反复5次。

手法作用：防治肘拘挛，屈伸不利。

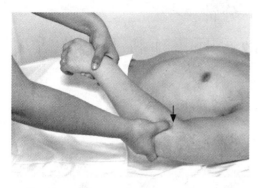
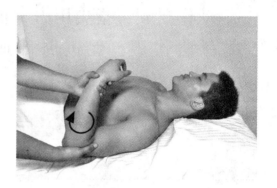

图6－98　拇指按压肘　　　　　　图6－99　摇肘

11. 环形推臂

局部解剖：分布肱桡肌、肘肌、肱二头肌、肱三头肌、等肌肉组织和肌皮神经、桡神经及腋淋巴结的尖淋巴结和胸肌淋巴结等。

手法操作：操作者一只手贴于被操作者皮肤上从肘部向上推，到达肩后，轻轻地向下压；另一只手开始向外侧滑下。当第二只手推到肩部时，抬起第一只手从肘部重新开始（图6－100）。

动作要领：要注意两手相互协调，反复5次。

手法作用：缓解紧张的肌肉。

12. 触摸上肢

局部解剖：分布肱桡肌、掌短肌、肱二头肌、肱三头肌等肌肉组织和肌皮神经、桡神经、正中神经、腋淋巴结等。

手法操作：操作者两手自肩部开始向下拉双手，从肩至腕，逐渐减轻力量（图6－101）。

动作要领：此手法要轻而不浮。

手法作用：使全身肌肉放松。

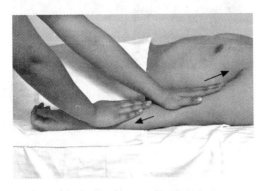
图6-100　环形推臂

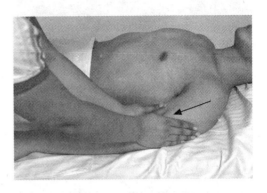
图6-101　触摸上肢

13. 运拉上肢

局部解剖：分布三角肌、肘肌、掌短肌和腋神经、桡神经等。

手法操作：操作者握住被操作者的手腕，慢慢地向后拉，直到握住受术者的指尖滑开（图6-102）。

动作要领：动作要轻柔。

手法作用：舒松关节，防治关节疾患。

14. 摇肩

局部解剖：分布三角肌、胸大肌和腋神经、胸神经、腋淋巴结等。

手法操作：操作者一只手放在被操作者肩部，另一只手握住其肘关节下方。抬起手臂，进行上臂大回环，以环转肩关节（图6-103）。

动作要领：在生理活动范围内摇，切忌暴力，反复5次。

手法作用：防治肩部疾病，如肩周炎、肩部风湿性疼痛、颈肩综合征等。

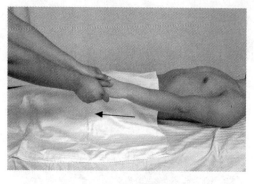

图6-102　运拉上肢

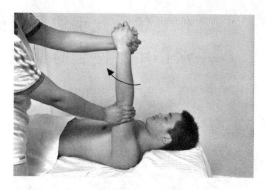

图6-103　摇肩

15. 理肩

局部解剖：分布三角肌、胸大肌和腋神经及胸神经、腋淋巴结等。

手法操作：操作者握住被操作者的手腕，将其手臂抬过头顶，尽量伸展，然后将手臂放回原处（图6-104）。

动作要领：轻轻向相反方向牵拉，做5次。

手法作用：防治肩关节疾病。

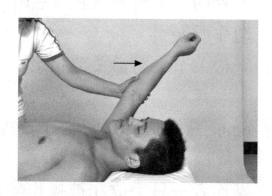

图6-104　理肩

三、胸部和颈部操作套路

1. 伸展肩

局部解剖：分布三角肌、胸大肌、冈上肌等肌肉组织和腋神经、胸神经、腋淋巴结等。

手法操作：操作者位于被操作者的头前方，将手放在被操作者两侧肩部，慢慢地向下按压肩部。将操作者的重力加在肩部，手臂要伸直。开始时两侧同时向下压，然后轮流进行（图6-105）。

动作要领：力量要逐渐施加，不要用暴力，做5次。

手法作用：防治肩部疾患，如肩周炎、颈肩综合征。

2. 分推肩

局部解剖：分布胸大肌、胸小肌肋间肌和胸神经、肋间神经、腋淋巴结等。

手法操作：操作者两手并拢，指尖朝胸，放在锁骨下方，经胸部向下推至乳房部，保持压力平稳，但是要用力；然后手呈扇形分向外，保持放松，经过胸部到肩部；推过肩部时，手要贴在皮肤上，手掌要紧贴肩部，轻柔地用力向下压；摇动手指绕到肩膀的后部，从肩膀后部推到颈部后方，再从颈部两侧返回到锁骨（图6-106）。

动作要领：此手法并不难，只是步骤多，要按顺序做，反复5次。

手法作用：防治肩及胸部疾患，如胸部郁闷。

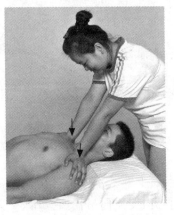

图6-105　伸展背

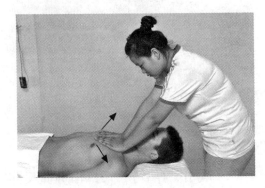

图6-106　分推肩

3. 按压肩

局部操作：分布三角肌、胸大肌、冈上肌和腋神经、胸神经等。

手法操作：操作者两手分别放在肩上，指尖朝着被操作者臂的方向，用掌根按压肩部（图6－107）。

动作要领：掌根用力，做1分钟。

手法作用：防治颈及肩部疾患。

4. 拿肩背

局部解剖：分布肩胛提肌、斜角肌、头夹肌和肩胛背神经等。

手法操作：操作者分别用两手的四指扶住背部，拇指放在锁骨处，捏住并提起肩背肌肉，一放一松一紧（图6－108）。

动作要领：拿肌肉一定着实，捏并揉，做1分钟。

手法作用：防治颈部不适及肩背疼痛。

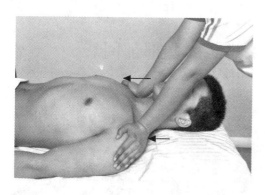

图6－107　按压肩

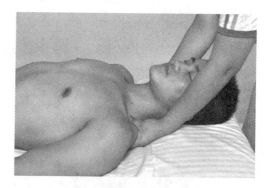

图6－108　拿肩背

5. 跪指按压

局部解剖：分布胸大肌、胸小肌、肩胛提肌、大圆肌、前锯肌等肌肉组织和胸神经、肩胛下神经、腋淋巴结等。

手法操作：操作者握拳，用指关节做小的环形运动按摩整个胸部，然后按摩肩的后部及整个颈部下方（图6－109）。

动作要领：按顺序操作于每个肋间隙，做5次。

手法作用：防治肩臂不能上举及肺系疾病。

6. 拇指分推肋间肌

局部解剖：分布肋间内肌、肋间外肌、前锯肌和肋间神经等。

手法操作：操作者用拇指按压肋间肌肉，从胸部中间开始，沿着肋间向外侧肩部进行（图6－110）。

动作要领：手法要着实而平稳，做5次。

手法作用：防治肋间神经痛、呼吸不利及心前区疼痛等。

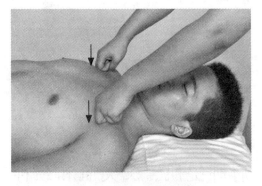
图6－109　跪指按压

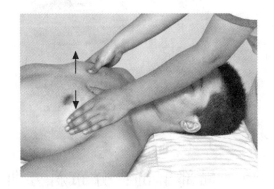
图6－110　拇指分推肋间肌

7. 挤压腋窝

局部解剖：分布胸大肌、肩胛下肌、喙肱肌和腋神经、腋淋巴结等。

手法操作：操作者先捏腋窝前面的肌肉，两手轮流提起并挤压此处的肌肉，而后两手先按摩同一侧，再按摩另一侧，以减轻胸部、手臂和背部的紧张（图6－111）。

动作要领：一定要轻柔，做1分钟。

手法作用：促进淋巴回流，加速代谢废物的清除。

8. 轮流推颈

局部解剖：分布斜方肌、肩胛提肌、头夹肌和颈神经、副神经、颈外侧淋巴结等。

手法操作：双手分别放在颈部的一侧，从肩部向颅骨底轮流向上推（图6-112）。

动作要领：从一侧进行，做完一侧再做一侧，反复5次。

手法作用：防治低血压。

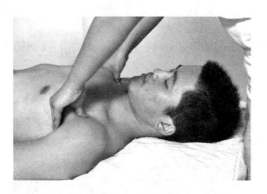 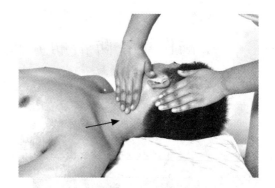

图6-111　挤压腋窝　　　　　图6-112　轮流推颈

9. 侧推颈

局部解剖：分布斜方肌、肩胛提肌、头夹肌和颈神经、副神经等。

手法操作：操作者双手置于被操作者同一侧，身体稍微倾斜，一只手从肩部向颈部推到头部下方；这时，另一只手开始向上推。在另一只手向上推向颈部时，抬起该手回到肩部（图6-113）。

动作要领：手的返回运动作要平稳，反复5次。

手法作用：防治高血压及斜颈等。

10. 侧扳颈

局部解剖：分布斜方肌、肩胛提肌和颈神经等。

手法操作：操作者一只手扶住肩部，用另一只手放在同侧的头部下方，柔和地将肩部向下推，并将头部推向另一侧，以伸展颈部（图6－114）。

动作要领：头部侧扳是治疗斜颈的主要手法。两只手要相对用力，做1次。

手法作用：防治斜颈、颈椎病及颈部不适等。

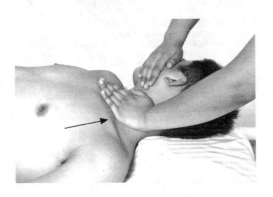 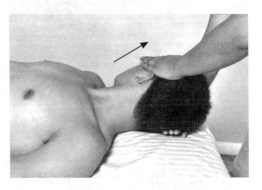

图6－113　侧推颈　　　　　　　图6－114　侧扳颈

11. 揉颈

局部解剖：分布斜方肌、肩胛提肌、头夹肌和颈神经、副神经等。

手法操作：操作者用双手的中指在脊柱两侧做小而有力的环形揉，按摩整个颈部，然后揉颈，推顶部及两侧的凹陷处（图6－115）。

动作要领：用二指揉拿，做2分钟。

手法作用：防治颈部不适。

12. 按揉后发际

局部解剖：分布头夹肌、胸锁乳突肌、颈阔肌等肌肉组织和颈神经、副神经等。

手法操作：操作者用拇指和食指在被操作者头底部进行环形揉（图6-116）。

动作要领：由于后发际的肌肉常常很紧张，故推揉时要用力才能消除紧张，做2分钟。

手法作用：防治感冒、头痛及颈项强痛。

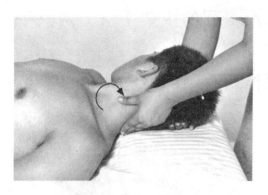 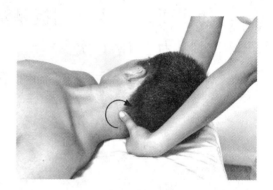

图6-115　揉颈　　　　　　　图6-116　按揉后发际

13. 伸展胸廓

局部解剖：分布胸大肌、胸小肌、肩胛提肌、大圆肌、前锯肌等肌肉组织和胸神经、肩胛下神经、腋淋巴结等。

手法操作：让被操作者稍稍抬起背部，将手尽量伸进其背下方，慢慢地向上托起背部，让被操作者身体的重量压在操作者的手上，利用被操作者身体的重量慢慢伸展其脊柱（图6-117）。

动作要领：此法是一个放松胸部、肩部及整个背部肌肉的方法，动作要缓而轻柔。

手法作用：防治胸部不适及呼吸不畅等。

14. 运拉颈

局部解剖：分布斜方肌、肩胛提肌、胸锁乳突肌、头夹肌等肌肉组织和颈神经、副神经等。

手法操作：操作者两手托住被操作者的头部，用两手掌根按压在耳后，其余四指放在枕后，利用被操作者身体的力量对颈部进行伸展（图6-118）。

动作要领：要持续用力拔伸。

手法作用：防治颈部疾患。

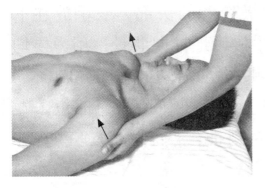

图6-117　伸展胸廓

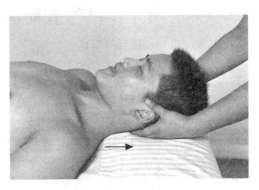

图6-118　运拉颈

15. 摇颈

局部解剖：分布斜方肌、肩胛提肌、胸锁乳突肌、头夹肌等肌肉组织和颈神经、副神经等。

手法操作：操作者一只手放在头后，另一只手放在额前，将被操作者的头部抬起，使下颌向前方下落，然后使其低头。用操作者的手承受住被操作者的头的重量，反复进行，直到被操作者的头能自由运动。操作者手的位置不变，慢慢使被操作者的头偏向两侧，手要一直托住头部（图6-119）。

动作要领：不要用力，操作1分钟。

手法作用：颈部疼痛。

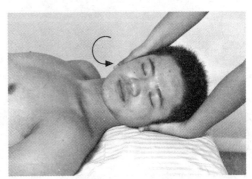

图6-119　摇颈

四、腹部操作套路

1. 直推全腹

局部解剖：分布腹直肌、腹横肌、腹内斜肌、腹外斜肌等肌肉组织和第 5～12 对肋间神经、髂腹下神经等。

手法操作：操作者面向被操作者的头部，双手放在下腹部两侧，手指朝向头部，双手慢慢地推向肋骨，用力要均衡。推到肋骨后，双手推向两侧并返回原处（图 6－120）。

动作要领：手要贴在皮肤上，不要漏掉任何部位。在腰部两侧两手用力向上、向内侧推，然后旋转，重新开始，反复 5 次。

手法作用：促进胃肠道血液循环，防治胃溃疡、胃炎等胃肠肠道疾病。

2. 分推肋弓

局部解剖：分布腹外斜肌、肋间肌和肋间神经等。

手法操作：操作者两手拇指分别在肋弓下做"8"字形推法（图 6－121）。

动作要领：要稍用力，反复 5 次。

手法作用：防治腹胀、消化不良、呼吸不利。

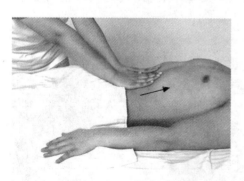

图 6－120　直推全腹

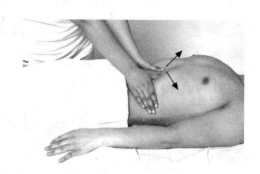

图 6－121　分推肋弓

3. 环形推全腹

局部解剖：分布腹直肌、腹横肌、腹内斜肌、腹外斜肌等肌肉组织和第 5～12 对肋间神经、髂腹下神经等。

手法操作：操作者两手平放在腹部，以脐为中心，做顺时针方向推，双手同时进行（图 6 - 122）。

动作要领：要用较大的力量，反复 5 次。

手法作用：顺时针方向推可以减肥、防治便秘，逆时针方向推可以增肥、防治腹泻。

4. 轮流推全腹

局部解剖：分布腹直肌、腹横肌、腹内斜肌、腹外斜肌等肌肉组织和第 5～12 对肋间神经、髂腹下神经等。

手法操作：操作者两手平放在腹部，当右手推向上腹时，左手滑到外侧腰部。当左手向下滑向腰部时，用力要柔和；而拉向腹部和推向上腹部时，用力重些。左手扫向腰部的外侧时，右手横过腹部。抬起左手，越过右手后再柔和地放在腹部继续按摩（图 6 - 123）。

动作要领：保持动作平稳，有节律，反复 5 次。

手法作用：促进胃肠血液流动，可以防治胃溃疡、十二指肠溃疡、腹泻、便秘等。

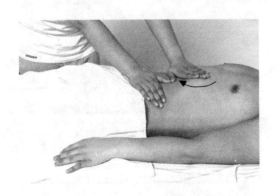

图 6 - 122　环形推全腹

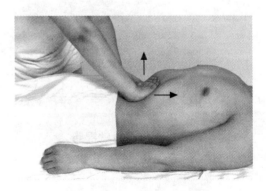

图 6 - 123　轮流推全腹

5. 单掌提腹

局部解剖：分布腹直肌、腹横肌、腹内斜肌、腹外斜肌等肌肉组织和第 5 ~ 12 对肋间神经、髂腹下神经等。

手法操作：操作者用一手提起皮肤，从左侧开始到左肋弓，沿着腹中返回，从右侧开始至右肋弓，再沿着腹中返回（图 6 – 124）。

动作要领：提起皮肤要轻柔不要生硬，提起时要轻轻左右摇动，然后慢慢放下，反复5次。

手法作用：防治腹部疾患，减肥等。

6. 摩脐

局部解剖：分布腹直肌、腹横肌、腹内斜肌、腹外斜肌等肌肉组织和第 5 ~ 12 对肋间神经、髂腹下神经等。

手法操作：操作者一手掌放在右上腹部，在整个腹部以脐为中心画圆，动作要轻柔有节律（图 6 – 125）。

动作要领：不要用力过大，只在皮肤表面顺时针和逆时针各半，做5分钟。

手法作用：防治胃肠疾病，减肥、美容。

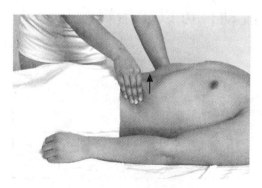

图 6 –124　单掌提腹

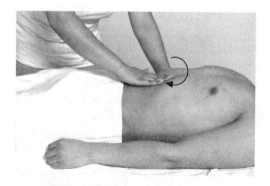

图 6 –125　摩脐

7. 揉脐

局部解剖：分布腹直肌、腹横肌、腹内斜肌、腹外斜肌等肌肉组织和第 5～12 对肋间神经、髂腹下神经等。

手法操作：操作者一只手四指贴在皮肤上，向下用力划圈。

动作要领：一起一落，一定要配合呼吸，吸气时手伏起，呼气时手压下，逐渐用力，做 1 分钟（图 6 - 126）。

手法作用：防治胃痛、脐周痛以及腹泻等疾病。

8. 合腹

局部解剖：分布腹横肌、腹内斜肌、腹外斜肌、腰方肌等肌肉组织和腰神经前支、髂腹下神经等。

手法操作：操作者两手分开从脐中滑向腰部两侧，指尖向下，力量稍轻些，然后用力拉腰部两侧肌肉向腹中央，两手尽量合掌，触到一起时放下，再重复下一个动作（图 6 - 127）。

动作要领：动作要连贯、迅速，做 5 次。

手法作用：放松腹部肌肉，增强胃肠功能。

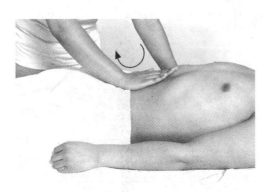
图 6 - 126 揉脐

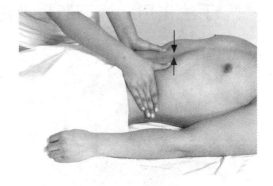
图 6 - 127 合腹

9. 揉腹

局部解剖：分布腹直肌、腹横肌、腹内斜肌、腹外斜肌等肌肉组织和第 5～12 对肋间神经、髂腹下神经等。

手法操作：操作者一只手全掌贴在皮肤上，以掌根用力，从左下腹开始，尽量划圈，力量要大些，但不要引起不适，向深层揉动要有力，然后抬起。重复此动作直到左肋弓下，然后横向腹中央，从剑突下到耻骨上，再从右腹至右肋弓下（图 6 - 128）。

动作要领：力量要适中，揉 5 分钟。

手法作用：双向调节胃肠蠕动，防治便秘、腹泻、伤食、消化不良等疾病。

10. 捏拿腹

局部解剖：分布腹横肌、腹内斜肌、腹外斜肌、腰方肌等肌肉组织和腰神经前支、髂腹下神经等。

手法操作：操作者两手相对，肘部向外，从被操作者的臀外侧开始，轮流挤压和放松此处肌肉，而后向背部按摩，并柔和地向腹部过渡。在腹部进行几轮轻捏后，捏靠近操作者一侧的臀部（图 6 - 129）。动作要领：捏肌肉一定不要太用力，反复 5 次。

手法作用：调理肠胃及泌尿生殖系统功能。

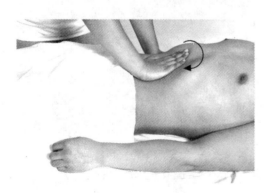 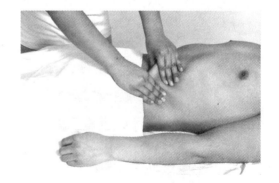

图 6 - 128　揉腹　　　　　　　图 6 - 129　捏拿腹

11. 侧推腹

局部解剖：分布腹横肌、腹内斜肌、腹外斜肌、腰方肌等肌肉组织和腰神经前支、髂腹下神经等。

手法操作：操作者在上述手法结束后，放松双手，慢慢地上拉腰部的侧方，两手依次有节奏和放松地拉向肚脐。当手到肚脐时，将手抬起，然后再重复进行。操作者靠近被操作者，手向上推，或转到另一侧按摩，这样仍然可以向上拉（图6－130）。

动作要领：从下向上做，动作要协调，反复5次。

手法作用：此方法可以防治胸胁痛、肝胆病以及呼吸不利。

12. 搓腹

局部解剖：分布腹直肌、腹横肌、腹内斜肌、腹外斜肌等肌肉组织和第5～12对肋间神经、髂腹下神经等。

手法操作：操作者双手放在被操作者身体的两侧，然后两手相对用力挤压腹肌，并从腹上滑过（图6－131）。

动作要领：相对用力挤压，反复5次。

手法作用：防治腹部疾病。

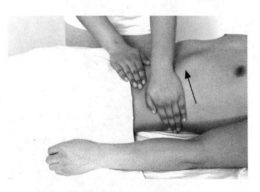
图6－130　侧推腹

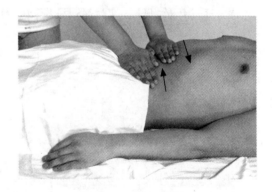
图6－131　搓腹

13. 背部提拉

局部解剖：分布腹内斜肌、腹外斜肌、背阔肌和胸背神经、髂腹下神经等。

手法操作：操作者身体略屈，两手向上推腹部。先将双手从被操作者身体侧方滑下，然后将手滑到腰部下方，在脊柱旁用力做环形揉，双手向下滑到腰下部时，用力上拉背部，将身体轻轻拉起。手臂要伸直，靠腿用力（图6－132）。

动作要领：拉起身体时要持续1分钟后再放下。

手法作用：防治腰背痛、腰部转动不灵活、腰椎间盘突出症等，使腰肌更有力。

14. 按腹

局部解剖：分布腹直肌、腹横肌、腹内斜肌、腹外斜肌等肌肉组织和第5～12对肋间神经、髂腹下神经等。

手法操作：操作者双掌按于腹部，从靠近身体侧开始自下向上按压，至肋弓下从中间开始向下按，然后再按远离身体侧，最后按在脐部，停留几秒钟（图6－133）。

动作要领：一定要配合呼吸来按压，要逐渐用力下压，按1分钟。

手法作用：防治胃肠疾患。

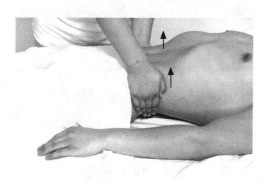　　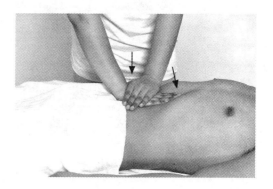

图6－132　腹部提拉　　　　　　图6－133　按腹

15. 推腹

局部解剖：分布腹直肌、腹横肌、腹内斜肌、腹外斜肌和第5～12对肋间神经、髂腹下神经等。

手法操作：操作者双掌叠起，从下向上直推，不要太用力，轻轻来回拉腹部肌肉（图 6 - 134）。

动作要领：轻柔和缓，做 5 次。

手法作用：调节胃肠功能和泌尿系统功能，防治胃痛、阳痿、早泄。

16. 振腹

局部解剖：分布腹直肌、腹横肌等肌肉组织和第 5 ～ 12 对肋间神经、髂腹下神经等。

手法操作：操作者双掌叠起，放在脐上，用内力，做上下颤动，几秒钟即可（图 6 - 135）。

动作要领：此法很难必须有一定功力才能做到。

手法作用：增强性功能，调整泌尿及生殖系统功能。

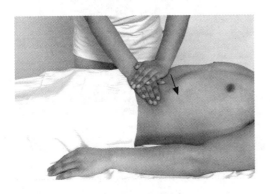

图 6 - 134　推腹

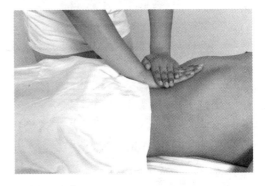

图 6 - 135　振腹

17. 触腹

局部解剖：分布腹直肌、腹横肌、腹内斜肌、腹外斜肌等肌肉组织和第 5 ～ 12 对肋间神经、髂腹下神经等。

手法操作：操作者以顺时针推腹部，两手同时进行，速度逐渐减慢，直到只是轻轻地触摸皮肤为止（图 6 - 136）。

动作要领：推腹的力度要比摩腹重而比推法轻，要轻柔而有节律。

手法作用：放松腹部肌肉，防治腹部疾患。

18. 温腹

局部解剖：分布腹直肌、腹横肌、腹内斜肌、腹外斜肌等肌肉组织和第 5～12 对肋间神经、髂腹下神经等。

手法操作：操作者两手扣放在脐上几分钟，要把整个意念全部集中在手上，这样被操作者会感到温暖遍布全身（图 6－137）。

动作要领：要集中精力，做 5 分钟。

手法作用：防治脐周围疼痛。

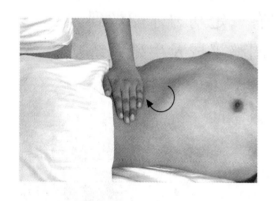

图 6－136　触腹

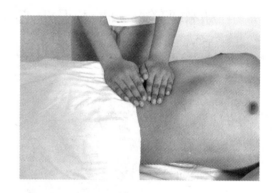

图 6－137　温腹

五、下肢部操作套路

（一）下肢前部操作套路

1. 双掌横压

局部解剖：分布胫骨前肌、趾长伸肌、股直肌、缝匠肌等肌肉组织和腓深神经、腓浅神经、股神经等。

手法操作：操作者跪在被操作者两足之间，在小腿部开始向上按压，手指朝外，手掌平放在腿上（图 6－138）。

动作要领：将操作者身体力量加在手上，身体前倾，两手交替向前移动，反复5次。

手法作用：防治股四头肌萎缩，治疗坐骨神经痛、腰椎间盘突出等。

2. 掌推下肢

局部解剖：分布胫骨前肌、趾长伸肌和腓深神经、腓浅神经等。

手法操作：两手放在踝关节上，在腿的前面向上推，对骨的两侧施加一定压力，在骨顶端两手扇形分开，然后从两侧滑下。用两手的掌根向上推腿的两侧，滑下到踝关节（图6－139）。

动作要领：用力均匀，反复5次。

手法作用：防治静脉曲张，增强肌肉和肌腱功能。

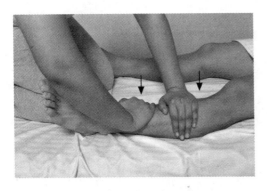
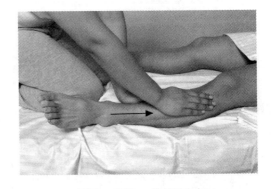

图6－138　双掌横压　　　　　　　图6－139　掌推下肢

3. 双手交替揉

局部解剖：分布胫骨前肌、腓骨长肌、趾长伸肌和腓深神经、腓浅神经等。

手法操作：立起被操作者的小腿，操作者一手握住踝关节，另一手揉小腿后侧肌肉，并用手指和手掌挤压肌肉、再放开。而后将肌肉捏起，向下向外推，并逐渐向上移动。按摩到膝关节时，减少力量，并下滑回到踝关节（图6－140）。

动作要领：两手交替，反复5次。

手法作用：防治下肢疾患，如静脉曲张、下肢浮肿等。

4. 轮流推小腿

局部解剖：分布胫骨前肌、踇长伸肌、趾长伸肌和腓深神经、腓浅神经等。

手法操作：操作者两膝跪压在被操作者足部，一手扶住踝关节，另一手扶住膝关节下方，两手轮流用力推小腿，一手向上推时，另一手滑下（图6－141）。

动作要领：手法要连贯，反复5次。

手法作用：增强小腿的肌肉、神经和血管功能。

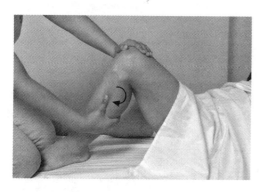
图6－140　双手交替揉

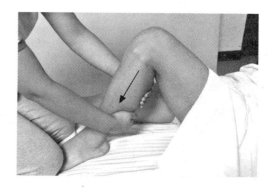
图6－141　轮流推小腿

5. 搓小腿

局部解剖：分布胫骨前肌、腓骨长肌、踇长伸肌、趾长伸肌等肌肉组织和腓深神经、腓浅神经等。

手法操作：在上述体位基础上，两手挟住小腿，自踝部到膝下，两手做相对搓动（图6－142）。

动作要领：反复5次。

手法作用：此手法可以消除小腿肌肉的紧张，防治转筋等。

6. 搂小腿

局部解剖：分布胫骨前肌、腓骨长肌、踇长伸肌、趾长伸肌等肌肉组织和腓深神经、腓浅神经等。

手法操作：在上述体位基础上，双手指横向在小腿肌肉上滑过，两手相互捏扭小腿肌肉，从踝关节一直做到膝关节（图6－143）。

动作要领：不要用力过猛，反复5次。

手法作用：舒松局部肌肉组织，防治小腿的疾患。

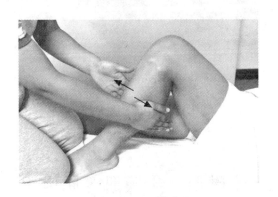
图6－142 搓小腿

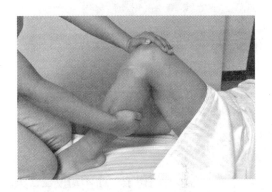
图6－143 搂小腿

7. 推大腿

局部解剖：分布股二头肌、大收肌和坐骨神经、闭孔神经等。

手法操作：小腿屈曲，操作者身体前倾，向上推大腿后侧，用力推向臀部，然后滑回到膝关节。先两手同时推；再两手轮流推，一手向上时，另一手滑回（图6－144）。

动作要领：动作要灵活，反复5次。

手法作用：防治股四头肌萎缩、腰椎间盘突出症等腰腿部疾病。

8. 搓大腿

局部解剖：分布股二头肌、大收肌、半腱肌、半膜肌等肌肉组织和坐骨神经、闭孔神经等。

手法操作：小腿屈曲，两手挟住大腿两侧肌肉做相对运动，从膝搓至大腿根部（图6－145）。

动作要领：不要太用力，反复5次。

手法作用：增强腿部的肌肉、血管和神经功能。

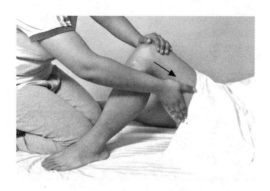 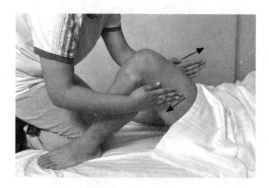

图6－144　推大腿　　　　　　　　图6－145　搓大腿

9. 搓大腿

局部解剖：分布股二头肌、半腱肌、半膜肌等肌肉组织和坐骨神经、闭孔神经等。

手法操作：小腿屈曲，一手挟住膝，另一手放在大腿后侧，从腘窝处开始，捏起腿后肌肉向内、外做扭转的动作，一直做到臀部（图6－146）。

动作要领：手法柔中有力，切忌捻拧皮肉，反复5次。

手法作用：防治肌肉深层血流受阻，治疗静脉炎、股四头肌萎缩及股骨头坏死等。

10. 挤压大腿

局部解剖：分布股二头肌、大收肌、半腱肌、半膜肌等肌肉组织和坐骨神经、闭孔神经、股神经等。

手法操作：操作者在上个手法基础上，两手交叉，合掌挤压大腿正侧面，从膝至大腿根部（图6-147）。

动作要领：力量适中，切忌用暴力，反复5次。

手法作用：促进血液循环，防治静脉炎。

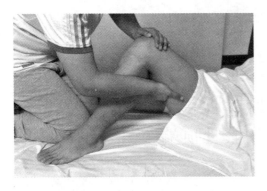 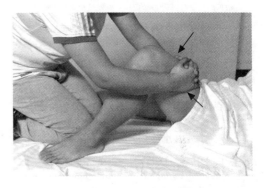

图6-146 搂大腿　　　　　　　　图6-147 挤压大腿

11. 拇指环形推膝

局部解剖：分布髌韧带和腓肠肌等。

手法操作：被操作者双腿放平，操作者用手指固定住膝关节，两拇指分在膝关节两侧，轻轻地从膝关节两侧推至其顶部，让拇指在顶部相互交叉，从对侧滑下。两个拇指都划一个完整的圆形，在膝关节的顶部和底部交叉（图6-148）。

动作要领：不要用力，避免损伤，反复5次。

12. 按揉膝关节

局部解剖：分布髌韧带和腓肠肌等。

手法操作：操作者两拇指分别按揉膝关节周围，从髌骨下缘开始，至膝关节顶部，再返回（图6-149）。

动作要领：一定不要暴力，做2分钟。

手法作用：增强膝关节功能，防治膝关节疾病。

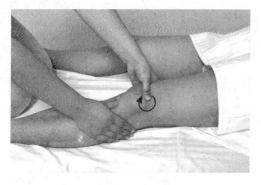

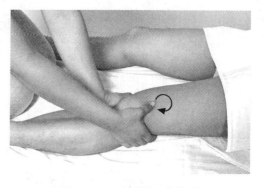

图 6 – 148　拇指环形推膝　　　　　　图 6 – 149　按揉膝关节

13. 推揉髌骨

局部解剖：分布髌韧带、腓肠肌等。

手法操作：操作者一手扶住髌骨顶端，另一手从膝下向上推（图 6 – 150）。

动作要领：动作要轻柔。揉 1 分钟。

手法作用：防治髌骨损伤。

14. 搓膝

局部解剖：分布髌韧带、腓肠肌等。

手法操作：一手放在大腿内侧，一手放在外侧，在膝关节做反复推拉运动（图 6 – 151）。

动作要领：手法要平稳、着实，反复 5 次。

手法作用：增强膝关节功能，防治风湿、类风湿。

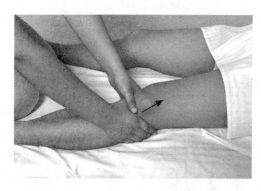

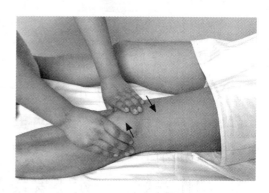

图 6 – 150　推揉髌骨　　　　　　　图 6 – 151　搓膝

15. 叩击大腿

局部解剖：分布股二头肌、大收肌、半腱肌、半膜肌等肌肉组织和坐骨神经、闭孔神经、股神经等。

手法操作：两手空握拳，自大腿根部开始，叩击至膝关节上（图 6 - 152）。

动作要领：用腕力敲打，反复 5 次。

手法作用：放松肌肉，治疗腿痛。

16. 触摸下肢

局部解剖：分布股二头肌、大收肌、半腱肌、半膜肌、腓肠肌、比目鱼肌等肌肉组织和坐骨神经、闭孔神经、腓总神经等。

手法操作：两手放在大腿根部，指尖朝前，从根部捋到足尖，轻轻滑下，反复数次（图 6 - 153）。

动作要领：稍用力。

手法作用：有助于消除坐骨神经痛及腿部疲劳。

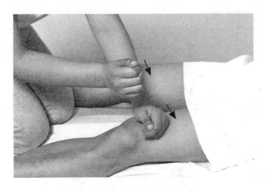 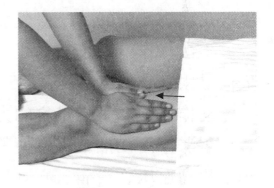

图 6 - 152　叩击大腿　　　　　图 6 - 153　触摸下肢

17. 运拉下肢

局部解剖：分布髌韧带、腓肠肌、髂腰肌和腰神经等。

手法操作：握住踝关节和膝关节，屈膝并抬起小腿，使膝关节做大范围回转运动，以使髋关节旋转（图6－154）。

动作要领：每个方向转3圈，范围要尽量大，但不能用力过猛。

手法作用：滑利关节，防治骨关节病。

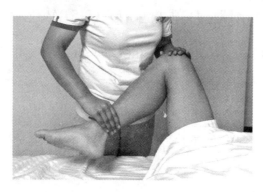

图6－154　运拉下肢

（二）足部操作套路

1. 合掌推足

局部解剖：分布足背肌、足底肌等肌肉组织和腓深神经、足底内侧神经、足底外侧神经等。

手法操作：一手放在足背，另一手放在足心，从足趾尖向足跟部合推（图6－155）。

动作要领：手在足心的力量要大一些，做5次。

手法作用：推足可以使整个身体和情绪都放松，可用于治疗高血压、头痛、心脏病等。

2. 单掌推足弓

局部解剖：分布足底肌的中间群等肌肉组织和足底内、外侧神经。

手法操作：操作者位于被操作者一侧，一手扶足背，另一手用掌根沿着足弓做推法（图6－156）。

动作要领：用力一定要平稳、着实，做5次。

手法作用：治疗脊柱僵硬疼痛、腰痛、颈项痛。

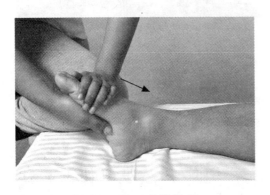　　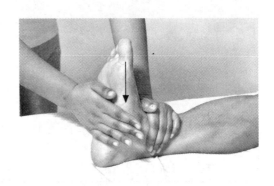

图6-155　合掌推足　　　　　　　图6-156　单掌推足弓

3. 跪指按压足心

局部解剖：分布足底肌的中间群等肌肉组织和足底内、外侧神经等。

手法操作：一手扶足背，另一手拇指顶住中指第1指间关节，用中指关节外侧按压足心（图6-157）。

动作要领：要垂直用力，按一下再揉一下，做5次。

手法作用：促进泌尿系统排泄功能，可以防治水肿、尿潴留、尿毒症等。

4. 拇指分推足背

局部解剖：分布足背肌和腓深神经等。

手法操作：用两手拇指从足趾做分推至足踝部（图6-158）。

动作要领：分推足背不要太用力，反复5次。

手法作用：促进末梢血液循环，可防治冻疮、静脉炎等。

5. 拇指肌腱间推法

局部解剖：分布趾短伸肌、踇短伸肌和腓深神经等。

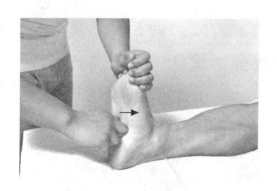

图6-157　跪指按压足心

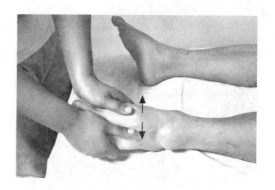

图6-158　拇指分推足背

手法操作：两手握住足部，手指在下，拇指在上。在肌腱间沟处做推法。两拇指轮流进行，从足尖向踝部推（图6-159）。

动作要领：切忌不要太用力，以免伤骨膜，反复5次。

6. 挤压足

局部解剖：分布踇短屈肌、小趾展肌和足底内、外侧神经等。

手法操作：用两手掌根挟足趾根部，通过摆动使足趾放松，并擦热整个区域。

动作要领：挤压足趾上方的根部，并环转双手，反复5次（图6-160）。

手法作用：促进足趾血液流动，防治冻疮、脉管炎。

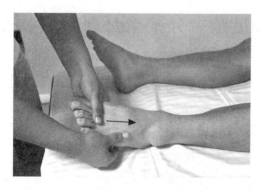

图6-159　拇指肌腱间推法

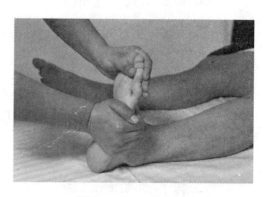

图6-160　挤压足

7. 直推足趾

局部解剖：分布蹬短屈肌、小趾短屈肌和足底内、外侧神经等。

手法操作：一手捏足趾，另一手的拇指做推法，从足尖到足趾根部（图6－161）。

动作要领：力量要适中，手法要平稳，着实。反复5次。

手法作用：可以治疗和预防眼疾。

8. 捻趾

局部解剖：分布蹬展肌、小趾短屈肌和足底内、外侧神经等。

手法操作：一手扶足部，用另一手的拇指和食指捻揉每一个足趾（图6－162）。

动作要领：两手指对搓足趾，反复5次。

手法作用：促进末梢血液循环，防治足疾。

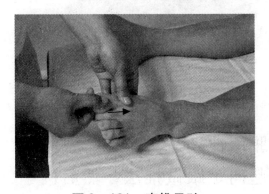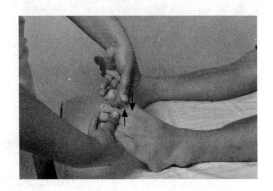

图6－161　直推足趾　　　　　　　　图6－162　捻趾

9. 按压趾根

局部解剖：分布蹬收肌、小趾短屈肌和足底内、外侧神经等。

手法操作：一手扶住足掌，另一手从蹬趾根部开始，依次按压（图 6 – 163）。

动作要领：用指腹垂直用力，反复 5 次。

手法作用：放松足趾关节，防治足部疾患。

10. 摇趾

局部解剖：分布踇展肌、踇收肌、小趾短屈肌和足底内、外侧神经等。

手法操作：一手扶足背，另一手从踇趾开始，扭动整个足趾，然后慢慢地向外牵拉（图 6 – 164）。

动作要领：牵拉用力要适中，反复 5 次。

手法作用：使足趾关节灵活，防治足部疾患，如足部疼痛、灰指甲等。

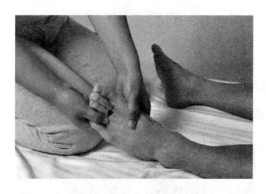 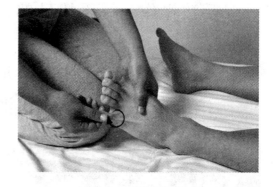

图 6 – 163　按压趾根　　　　　　　　图 6 – 164　摇趾

11. 螺旋按压足背

局部解剖：分布足背肌和腓深神经等。

手法操作：两手从足尖一起向足跟做推法，然后两手分别在踝关节两侧进行踝关节周围的环形按压。在环形向上时用力按压，在复原时用力要轻（图 6 – 165）。

动作要领：将中指放在踝关节的侧后方，拇指在前，反复 5 次。

手法作用：加快淋巴回流，增强人体抵抗力。

12. 切击足心

局部解剖：分布足底肌的中间群和足底内、外侧神经等。

手法操作：两手用小鱼际切击足底，手法要轻快（图6－166）。

动作要领：用腕力切击，做1分钟。

手法作用：调整内分泌，增强人体免疫功能。

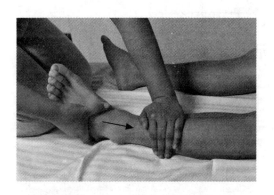 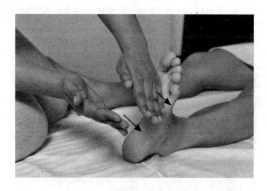

图6－165　螺旋按压足背　　　　　　图6－166　切击足心

13. 敲击足背

局部解剖：分布足背肌和腓深神经等。

手法操作：两手用小鱼际的侧面同时进行，敲击足背（图6－167）。

动作要领：要轻快，富有弹性，做1分钟。

手法作用：防治脉管炎、冻疮等足部疾患。

14. 触摸足背

局部解剖：分布趾短伸肌、踇短伸肌和腓深神经等。

手法操作：用右手握住踝关节后方，另一手放在足背，慢慢地将腿拉向操作者本人，而后松开牵拉，并将右手滑到足下，握住足部约5秒钟，双手滑到足趾并贴在皮肤上，缓慢地从足趾尖部滑出（图6－168）。

动作要领：动作要轻柔缓慢。

手法作用：放松紧张，缓解疲劳，促进血液循环。

15. 运拉足踝

局部解剖：分布趾短伸肌、𧿹短伸肌和腓深神经等。

手法操作：一手握住踝关节，另一手慢慢地屈伸踝关节。握住足的最远端，向两侧摇摆，然后向每个方向转4次（图6-169）。

动作要领：要顺势摇踝部，不可强行用力。

手法作用：使关节增加灵活性和坚固性，避免损伤。

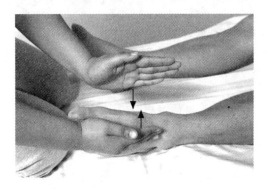

图6-167　敲击足背

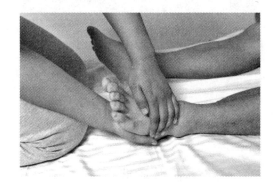

图6-168　触摸足背

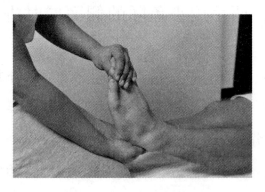

图6-169　运拉足踝

第七章　欧式按摩的保健应用

第一节　精神疲惫

生活在现代化都市，感受着城市的快节奏，一不留神都有被淘汰的厄运。于是，为不落后于他人，为有一份稳定工作，为给拥有一个幸福家庭而赚取不薄的收入，人们努力着、拼搏着。努力、拼搏固然没错，然而疲劳也如影随形，不断地侵蚀着每一位"工作狂"的躯体，让他们身心憔悴。

一、精神疲惫的主要症状

精神疲惫（Mental Exhaustion）的主要表现有：记忆力或注意力下降；其严重程度导致职业能力、接受教育能力、社会活动能力及个人生活等各方面较患病前有实质性下降，咽痛，颈部或腋窝淋巴结触痛，肌肉疼痛，不伴有红肿的多关节疼痛头痛，但其发作方式、类型及严重程度等与以前的头痛不同；睡眠后不能恢复精力，劳累后肌痛超过 24 小时。

二、精神疲惫的病因

精神疲惫的病理机制依然是个谜。尽管在病毒感染、免疫系统功能下降、神经内分泌紊乱、自主活动异常及营养代谢和神经精神障碍、遗传倾向等多方面进行了广泛的研究，临床上的物理检查和实验室检查都没有特异性表现，医学界尚未对其病因达成共识。由于精神疲惫涵盖不同的临床症状和功能变化，众多学者倾向其与"生物-心理-社会模式"相关。研究表明，长期工作紧张、竞争压力大、情绪不稳定和负面生活事件容易诱发慢性疲劳综合征。对有精神疲惫症状的大学生考期应激现象进行的问卷调查发现，大学生对考试结果的过分关注、对考试内容的主观认知以及节奏纷乱的生活学习环境是诱发和影响考期应激的最重要原因。

三、精神疲惫的欧式按摩技法

1. 头部指压

技法操作：受术者俯卧，面部向下，上肢放于身体两侧，双腿自然伸直。操作者跪于受术者头部一侧，以拇指指腹从前发际开始，沿头部中线，按压至颈后发际处。每隔一个指间距为一个指压点，每一个指压点在按压时略行旋转揉动，头顶正中处为重点操作部位。

手法作用：头部中线为颅顶肌分布，浅层有枕大神经所经之处，按压此处，具有通导阳气、清神醒脑、缓解精神紧张之效。

2. 颈肩捏拿

技法操作：受术者俯卧，面部向下，上肢放于头部两侧，双腿自然伸直。操作者跪于受术者头部一侧，单掌呈爪型，由上而下依次捏拿颈部后侧以及两侧肩部。

手法作用：此手法既可放松肩颈部胸锁乳突肌和斜角肌，缓解身心疲劳；也是对前面手法的重刺激后残留疼痛或者不适的缓解。

3. 肩胛掌压

技法操作：受术者俯卧，面部向下，上肢放于身体两侧，双腿自然伸直。操作者跪于受术者上体一侧。术者双手以叠掌手法按压受术者肩胛部，并持续几秒钟。

手法作用：不仅可以放松和刺激冈上肌、冈下肌、肩胛下肌等局部肌肉，而且对肩周炎等肩部疾患具有治疗和止痛作用。

4. 脊周按揉

技法操作：受术者俯卧，面部向下，上肢放于头部两侧，双腿自然伸直。操作者跪于受术者上身一侧，或者骑跪于受术者腰臀部。术者双手掌呈叠掌型，由上向下按揉脊柱及两侧。

手法作用：此手法既可放松斜方肌、背阔肌等腰背部肌肉、缓解疲劳；也可缓解前面的强刺激手法残留的疼痛与不适。

5. 腰背推按

技法操作：受术者俯卧，面部向下，上肢放于头部两侧，双腿自然伸直。操作者骑跪于受术者腰臀部。术者手臂伸直，双手掌根相对，从上至下推按受术者腰背部肌肉。

手法作用：此手法能放松腰背部肌肉，整复脊柱关节紊乱。

6. 股后按压

技法操作：受术者俯卧，面部向下，上肢放于头部两侧，双腿自然伸直。操作者跪于受术者两腿之间。术者手臂伸直，双手拇指并指从上至下按压股后中线。

手法作用：此手法可缓解股二头肌等大腿后部肌肉的痉挛，放松肌肉，消除疲劳。

7. 腘窝点按

技法操作：受术者俯卧，面部向下，上肢放于头部两侧，双腿自然伸直。操作者跪于受术者两腿之间。术者手臂伸直，双手拇指并指或叠指向下点按受术者膝后腘窝中点。

手法作用：此手法可刺激腘窝内腘动脉、腘静脉及深处的坐骨神经，能够有效改善下肢及腰背部肌肉酸痛、血液循环不畅等各种不适症状。

8. 分推前额

技法操作：受术者仰卧，面部朝上，上肢放于身体两侧，双腿自然伸直。操作者先以两手按揉前额，后变成用掌分推前额。

手法作用：此手法可刺激前额部的枕额肌和皱眉肌等肌肉组织，能够减少头面部皱纹，防治头晕、头痛、头胀等病症。

9. 按揉太阳

技法操作：受术者仰卧，面部朝上，上肢放于身体两侧，双腿自然伸直。操作者用两手拇指分别在太阳穴上做按揉法。

手法作用：此手法可刺激颞肌、眼轮匝肌等肌肉组织和面神经等，能够有效防治头晕、头痛、头胀和眼睛干涩、酸胀等病症。

10. 拔头发

技法操作：受术者仰卧，面部朝上，上肢放于身体两侧，双腿自然伸直。操作者两手手指从头发根部抓住一束头发，将其向上拉，两手轮流拉起头发。

手法作用：此手法可刺激颞肌、翼内肌、翼外肌、枕额肌等肌肉组织和面神经、三叉神经等，能够有效防治神经衰弱、头晕、头痛、脱发等。

11. 搓头皮

技法操作：受术者仰卧，面部朝上，上肢放于身体两侧，双腿自然伸直。操作者用两手四指插入头发处，做上、下、左、右往返移动，从耳侧上方向中间做，反复搓摩头皮。

手法作用：此手法可刺激颞肌、翼内肌、翼外肌、枕额肌等肌肉组织和面神经、三叉神经等，能够促进头部血液循环，防治头晕、头胀、头皮屑、脱发、斑秃等。

第二节 心情抑郁

现代生活中，由于人们的工作压力大、生活负担重、人际关系复杂，很多人会经常出现唉声叹气的时候，这就是心情抑郁的表现。所谓心情抑郁（Depressed），多是由于情志不舒、气机郁滞所致，以心情抑郁、情绪不宁、胸部满闷、胁肋胀痛，或易怒易哭，或咽中如有异物梗塞等症为主要临床表现的一类病证。

一、心情抑郁的主要症状

从临床来看，心情抑郁者可表现出心情低落，情绪不宁，胸闷，胁肋胀痛，或心烦易怒，悲忧善哭，或咽中有异物梗阻，失眠多梦，月经不调，喜欢叹气等多种症状。此症状多与情绪、心理变化密切相关。

二、心情抑郁的病因

心情抑郁在医学上称为郁病或郁症，现在女性患者越来越多，发病年龄越来越年轻。以往患郁病者多为更年期女性，但现在30来岁的成功女性也会提早出现郁病症状。"郁"意味着滞而不通，如果一个人长时间过度思虑、烦闷生气、心情抑郁而无法排遣，这些不良情绪就会郁积在心中，导致气机郁滞，就会引发郁病。郁病的发生，是由于情志所伤，肝气郁结，逐渐引起五脏气机不和所致，主要是肝、脾、心三脏受累以及气血失调而成。

三、心情抑郁的欧式按摩技法

1. 头侧按摩

技法操作：受术者仰卧位。术者在眉梢到耳廓上缘的连线上，以拇指依次按压，最痛点即为灵点。然后，在这一点上进行对向挤压，力量较大。最后再分别作向前和向后的旋转揉动10次。根据疲劳程度，可增加到12~15次。

手法作用：此法能够刺激三叉神经的颞支及脑膜中动脉的额支，具有清神醒脑、缓解精神紧张之效。

2. 头顶按揉

技法操作：受术者仰卧位。双手拇指按住一点，余四指在头顶从上至下进行较重手法的点压、按揉头皮；接着再以轻柔的手法从下至上，反复数次。

手法作用：通过刺激头部神经、血管获得健脑提神的功效。

3. 拇指分推肋间肌

技法操作：受术者仰卧位。操作者用拇指按压肋间肌肉，从胸部中间开始，沿着肋间向外侧的肩部进行。

手法作用：刺激局部的肋间内肌、肋间外肌、前锯肌等肌肉组织和肋间神经等，可防治肋间神经痛，呼吸不利，心前区憋闷、疼痛等。

4. 伸展胸廓

技法操作：受术者仰卧位。让受术者稍稍抬起背部，将手尽量伸进其背下方。慢慢地向上托起背部，让受术者身体的重量压在术者的手上，利用受术者身体的重量慢慢伸展其脊柱。

手法作用：此法可以刺激胸大肌、胸小肌、肩胛提肌、大圆肌、前锯肌等肌肉组织和胸侧神经、肩胛下神经及腋淋巴结等，可放松胸部和肩部及整个背部肌肉，防治胸部不适、呼吸不畅、心情郁闷等。

5. 脐周团摩

技法操作：受术者仰卧位，充分暴露腹部。选择适当的精油涂在腹部，术者位于便于操作的一侧，以肚脐为中心，做顺时针或逆时针的摩擦。每次操作5分钟，使腹部皮肤做到微红，透热为度。

手法作用：腹部是人体消化及各种脏器所在之处，团摩腹部可以增加胃肠的蠕动，有利于大小便通畅，放松腹部肌肉，燃烧脂肪，从而带动心情的好转。

6. 大腿内侧抚摩

技法操作：受术者仰卧位，充分暴露下肢。术者选择有利于缓解精神疲劳的精油，均匀涂在受术者大腿内侧，从大腿根部开始抚摸到膝关节内侧。力量要轻柔和缓，不可以急躁，反复操作 5 次，每次操作 10 分钟。

手法作用：该手法刺激人体的"痒感区"，能够兴奋神经，以消除抑郁。

7. 拇指按掌心

技法操作：受术者仰卧位。术者一手挟住受术者的腕部，另一手用拇指在掌心从大拇指根部开始按压直至小指根。用力按压后再翻转过来，在拇指下方的肌肉部位进行有力的环形揉。

手法作用：此手法可刺激手部的蚓状肌、拇短屈肌、掌短肌等肌肉组织和正中神经、尺神经等，具有清热的作用，可防治心烦发热、心功能减弱等。

8. 点按两筋间

技法操作：受术者仰卧位，双臂自然放于身体两侧。术者用两手拇指相对横放在上肢两筋之间，交替点按至肩部。

手法作用：此手法可刺激桡侧腕屈肌、尺侧腕屈肌等肌肉组织和正中神经、尺神经等，可防治手指屈伸不利、肘肩挛缩、失眠、心律不齐等。

9. 颈背部拨法

技法操作：受术者俯卧位。术者从上到下拿捏颈部，反复操作 5 遍；再用拨法从颈椎和胸椎的交界处开始，自上而下的有力拨动，反复操作 5 遍。此手法每次操作 10 分钟，力量要以受术者的耐受为度，切忌不可使用暴力。

手法作用：此处为胸锁乳突肌、斜方肌、肩胛提肌、颈薄肌、菱形肌等肌肉所附着，另外还有颈动脉、颈静脉、颈神经从胸锁乳突肌和斜方肌下面走行，在此处施拨法可以增加脑供氧，活跃大脑细胞，调节血压，从而放松颈背部。

10. 分推肩部

技法操作：受术者俯卧位。术者跪在受术者的旁边，双手自脊柱两侧与肩平齐处，向两侧进行分推法，推至肩峰端止。

手法作用：此手法可刺激两侧肩部三角肌、冈上肌、冈下肌、大圆肌等肌肉组织和腋神经、肩胛上神经等，具有很好的放松作用，能够有效改善局部肌肉的紧张程度，减轻疼痛，改善局部血液循环，使僵硬的肌肉得到缓解。

11. 腰部按揉

技法操作：受术者俯卧位。术者双手掌根部按压在受术者腰椎两侧，缓缓地按揉，从第 12 胸椎到骶骨处，反复操作 5 次。用选好的精油均匀涂抹在腰椎两侧，双手擦热，从受术者的第 12 胸椎开始左右摩擦，一直到腰骶部，使皮肤均匀受热，以透热为度。手法不可以使用暴力。

手法作用：此处多为髂腰肌、竖脊肌的肌肉，还有腰部的皮神经，按揉此处可以有效放松腰部肌肉，使神经血管运行通畅，促进肾上腺素分泌，提高身体兴奋性。

第三节　焦虑烦躁

担心工作任务没有完成而被解雇，担心考试成绩不理想而被责备，担心存款不足而被生活窘迫等，现代人有太多的不安与担心，这便导致了人的心情常常会焦虑烦躁（Anxiety and Irritability），在医学上称为焦虑症，又称焦虑性神经症。其以广泛性焦虑症（慢性焦虑症）和发作性惊恐状态（急性焦虑症）为主要临床表现，常伴有头晕、胸闷、心悸、呼吸困难、口干、尿频、尿急、出汗、震颤和运动性不安等症，其焦虑并非由实际威胁所引起，或其紧张惊恐程度与现实情况很不相称。

一、焦虑烦躁的主要症状

患者主要表现为焦虑、恐慌和紧张情绪，感到最坏的事即将发生，常坐卧不安，缺乏安全感，整天提心吊胆，心烦意乱，对外界事物失去兴趣。严重时有恐惧情绪，对外界刺激易出现惊恐反应，常伴有睡眠障碍和植物神经紊乱现象，如入睡困难、做恶梦、易惊醒、面色苍白或潮红、易出汗、四肢发麻、肌肉跳动、眩晕、心悸、胸部有紧压感或窒息感、食欲不振、口干、腹部发胀并有灼热感、便秘或腹泻、尿频、月经不调、性欲缺乏等。

二、焦虑烦躁的病因

对焦虑症的起因，不同学派的研究者有不同的意见。

这些意见并不一定是相互冲突的，而是互补的。

第一，躯体疾病或者生物功能障碍虽然不会是引起焦虑症的唯一原因，但在某些罕见的情况下，病人的焦虑症状可以由躯体因素而引发，比如甲状腺亢进、肾上腺肿瘤。许多研究者试图研究证明，焦虑症患者的中枢神经系统，特别是某些神经递质，是引发焦虑症的罪魁祸首。很多研究集中在去甲肾上腺素和血清素这两个神经递质上。很多研究发现病人处于焦虑状态时，他们大脑内的去甲肾上腺素和血清素的水平急剧变化，但是目前仍未确定这些变化是焦虑症状的原因还是结果。

第二，认知过程或者是思维，在焦虑症状的形成中起着极其重要的作用。研究发现，抑郁症病人比一般人更倾向于把模棱两可甚至是良性事件解释成危机的先兆，更倾向于认为坏事情会落到他们头上，更倾向于认为失败在等待着他们，更倾向于低估自己对消极事件的控制能力。

第三，在有应激事件发生的情况下更有可能出现焦虑症。同时研究发现甲状腺素、去甲肾上腺素这些和紧张情绪有关的激素的分泌紊乱（过量）则对以上过程有放大作用。

第四，神经回路假设。2007 年，国际权威科学杂志《Nature》发表了一份研究成果，首度揭示了强迫、焦虑和压抑的生理机制，指出"皮质－纹状体－丘脑－皮质回路"出现信息传导不畅是产生焦虑、压抑、强迫的病理原因，而有关著作也进一步指出强迫焦虑是心灵呼吸的哮喘症，发明了以此原理开发的缓解焦虑、解除痛苦的有效心理自助方法。以上说明不同观点都有一个相同的结合：神经回路信息传导不畅与焦虑症相关。

三、焦虑烦躁的欧式按摩技法

1. 头部按揉

技法操作：受术者仰卧位。术者坐在受术者的前面，双手拇指点按在翼点处，其余四指放到头的两侧辅助。使用轻柔和缓的力量进行按揉，每次 5 分钟。一手为辅，一手从前额分开五指从头部正中线排开，从前向后梳理 5 次。五指并拢，敲击头顶囟门处，每次敲击三次。

手法作用：有效刺激头部的神经和血管，起到缓解疲劳、焦虑烦躁的作用，其对精神放松催眠效果。

2. 胸腹部推按

技法操作：受术者仰卧位。选择芳香的精油，术者把精油均匀涂到受术者胸部及腹部，从锁骨开始按推，以致推到耻骨联合处，用力不宜过大，特别是到腹部的时候，要轻柔缓和，不能用蛮力，以免使烦躁的情绪增加。需要术者和受术者均为同性。推到腹部的时候，在以肚脐为中心，进行顺时针或逆时针摩擦，以受术者耐受和透热为度。

手法作用：能有效地控制受术者心悸、胸部紧压感，在腹部的按摩还能增强胃肠功能，缓解食欲不振、腹胀、腹脘灼热感、便秘或腹泻、尿频、月经不调、性欲缺乏等。

3. 颈部推揉

技法操作：受术者俯卧位。术者站立于受术者头前，用事先选好的精油，均匀涂在受术者的颈部，术者用双手拇指指腹，从斜方肌起点，一直推到肩胛内侧角，再由耳下向下推至胸骨角。反复推 5 次。

手法作用：此手法对于受术者出现的头晕、心悸的症状有明显的改善。因为此处有颈神经，颈动脉，被胸锁乳突肌所覆盖，这样使胸锁乳突肌放松就会改变出现的症状。

4. 背腰部推按

技法操作：受术者俯卧位。术者在受术者背腰部涂好适合精油，从肩胛内侧角，开始推按，一直推到骶骨位置，反复推 15～20 次。

手法作用：背腰部的肌肉是由斜方肌、菱形肌、竖脊肌、髂腰肌、背阔肌等组成，此手法能很好地使肌肉放松，使原来错位的小关节能够得到复位，对交感神经链起到很好的保护。

5. 上肢捏拿

技法操作：受术者仰卧位。术者站在受术者的一侧，一只手握住受术者的手腕，另一手从肩关节开始拿捏，一直到腕关节，操作 10 分钟。而后双手同时握住腕关节，使受术者的上肢不停地摆动，反复操纵 5 次结束。

手法作用：此手法能够很好地放松三角肌、肱二头肌、肱三头肌和前臂肌群，使肱动脉供氧量增加，使桡神经和尺神经得到很好的保护和营养，有利于肌肉酸痛的缓解。

6. 下肢捏拿

技法操作：受术者俯卧位。术者拿捏下肢肌肉，从腹股沟开始由上到下开始拿捏，一定要注意力量的使用，尽量使受术者接受，不能用暴力，反复操作 5 分钟。而后术者双手握住，受术者的一侧下肢，使其被动牵引，每次 1 分钟，反复操作 5 次。

手法作用：此手法能放松下肢的股四头肌、大收肌、内收肌、半腱肌、半膜肌、腓肠肌等肌肉，使肌肉得到放松，缓解股动脉供血，同时使大量的乳酸能够很好地被吸收，达到消除肌肉酸痛的效果。

第四节　肌肉酸痛

因偶然的一次远足、偶尔的一次过量运动或长时间端坐在电脑桌前而引起的局部肌肉酸痛，对于很多人而言并不陌生。一般来说，过量运动引起的肌肉酸痛可以分为急性肌肉酸痛与慢性肌肉酸痛。急性肌肉酸痛有别于肌肉拉伤，是因肌肉暂时性缺血而造成的酸痛现象，只有肌肉做激烈或长期的活动下才会发生。而长时间固定姿势造成的肌肉酸痛，多为慢性肌肉酸痛。各种肌肉酸痛往往都会伴随着肌肉僵硬的现象。

一、肌肉酸痛的分类

肌肉酸痛分为急性酸痛和慢性酸痛两类。急性酸痛是肌肉在运动中或运动刚结束后的一段相当短的时间内发生疼痛。急性酸痛与作用肌用力时形成血流的中断有关，在缺血的情况下，代谢产物无法清除而堆积在肌肉中，进而刺激到痛觉感受器。在停止运动后的 1 分钟左右即完全恢复。慢性酸痛往往发生在训练后的 24 ~ 48 小时之间。肌肉慢性酸痛的程度与肌肉收缩的形态有关，离心收缩最容易形成肌肉的慢性酸痛，等张收缩最不显著。肌肉有慢性酸痛的情形出现时，肌力明显下降。

二、肌肉酸痛的病因

组织牵引理论认为，肌肉酸痛是由肌肉损伤而起；肌肉痉挛理论认为，肌肉酸痛是由肌肉的反复性抽筋而起；结缔组织理论认为，肌肉酸痛是因肌肉结缔组织受伤（如肌腱）而起。事实上，肌肉的慢性酸痛是肌肉损伤分裂所形成。迟发性肌肉酸痛则是指在运动后数小时到 24 小时左右才出现的肌肉酸痛现象，通常肌肉酸痛的持续时间在 1～3 天左右。迟发性肌肉酸痛的原因，不外是肌肉受伤、肌肉痉挛或结缔组织异常所引起。不过，一般认为结缔组织异常是引起迟发性肌肉酸痛的最大原因。一般大众认为肌肉酸痛是乳酸堆积所造成的观念，是有一定道理的。较少使用或训练的肌肉，突然进行激烈或过度反复的活动，容易引起迟发性的肌肉酸痛，预防的最佳方法是以渐进的方式进行肌肉活动，使肌肉能够负荷即将进行的繁重或多次反复运动。如果已有肌肉酸痛现象，则应休息与热疗处理，不宜再过度活动，否则易产生更严重的伤害，形成一种慢性的反复积累的微细损伤。肌肉酸痛常发生在肌肉活动过多或静态姿势下肌肉持久紧张的部位，常见部位为腰、颈、腿部的肌肉。

三、肌肉酸痛的欧式按摩技法

1. 颈肩捏拿

技法操作：受术者俯卧，面部向下，上肢放于头部两

侧，双腿自然伸直。术者坐于受术者头部前，单掌呈爪型，由上而下依次捏拿颈部后侧以及两侧肩部。

手法作用：此手法既可放松肩颈部斜方肌、冈上肌、肩胛提肌、冈下肌、前斜角肌、颈阔肌等肌肉，在这些肌肉的下方有颈神经臂丛、颈丛。通过按摩可以缓解由这些肌肉酸痛水肿压迫到神经而引起的神经症状，也是对前面手法的重刺激后残留疼痛或者不适的缓解。

2. 肩部推运

技法操作：受术者俯卧，面部向下，上肢放于身体两侧，双腿自然伸直。术者以拇指叠指按压受术者肩部，重点按压斜方肌。每处按压持续 3 秒钟，反复按压 2~3 遍后，由上而下从颈侧枕骨底部推到肩峰，以叠指推运数次。

手法作用：肩部的肌肉主要用于对头部的固定和运动，故此处肌肉非常容易疲劳。此手法有消除疲劳、放松精神、兴奋大脑的作用。不仅可以放松和刺激肩部后侧肌肉，而且对肩周炎等肩部疾患具有治疗和止痛作用。

3. 扇形推背

技法操作：受术者俯卧，面部向下，上肢放于身体两侧，双腿自然伸直。术者跪在被操作者旁边，双手从受术者腰部开始用力向上平推，从肋部向外扇形分开，划环形向上慢慢移动，直达肋下。然后再拉回返至腰部。

手法作用：此手法可刺激腰大肌、竖脊肌、肋间外肌等肌肉组织和脊神经后支、腰丛神经等，能够放松背部肌肉，调整脏腑功能。

4. 背部推按

技法操作：受术者俯卧位。术者选好适合受术者的精油，均匀涂在受术者背腰部，术者双手搓热，由肩胛内侧角到骶骨处，反复推按 10 分钟，力量要均匀柔和，不可以使用暴力。

手法作用：放松背部的斜方肌、菱形肌、竖脊肌、背阔肌、髂腰肌等肌肉，可以缓解肌肉疲劳，增加肌肉的血液循环，有利于养分的增加，使乳酸等代谢产物吸收加快，缓解肌肉酸痛。

5. 合十击背

技法操作：受术者俯卧位，面部向下，上肢放于身体两侧，双腿自然伸直。术者跪在被操作者旁，双手合掌，手腕放松，用手的侧面击打皮肤，从上到下。

手法作用：此手法可放松背部的竖脊肌、背阔肌、菱形肌、腹内斜肌、腹外斜肌等肌肉组织和脊神经、腰丛神经等组织，能够振动深层的组织和肌肉，促进血液循环，有利于代谢产物的排泄，缓解背腰部的肌肉酸痛。

6. 伸展腰骶

技法操作：受术者俯卧位，面部向下，上肢放于身体两侧，双腿自然伸直。术者两手交叉，一手放在骶部，另一手放在腰的中部，两手向相反方向推。

手法作用：此手法可放松背部的竖脊肌、背阔肌等肌肉组织和脊神经、腰丛神经等，并能够有效放松腰骶部的肌肉，防治腰骶痛。

7. 臀部点按

技法操作：受术者俯卧，面部向下，上肢放于头部两

侧，双腿自然伸直。术者手臂伸直，双手拇指持续按压受术者两侧臀部的凹陷处。以受术者本身耐受为度。

手法作用：松解臀部臀大肌、臀中肌、臀小肌和梨状肌等肌肉，刺激坐骨神经，对下肢疼痛具有治疗作用。

8. 股后肘压

技法操作：受术者俯卧，面部向下，上肢放于头部两侧，双腿自然伸直。术者屈曲肘关节，用肘尖对大腿后侧进行按压，从臀横纹开始点按到腘横纹停止。反复操作 5 次，力量要轻柔、和缓。

手法作用：此手法可放松大腿后部的半腱肌、半膜肌、股二头肌等肌肉，起到消除疲劳、缓解痉挛的作用。

9. 腘窝点按

技法操作：受术者俯卧，面部向下，上肢放于头部两侧，双腿自然伸直。术者手臂伸直，双手拇指并指或叠指向下按压受术者膝后腘窝中点，用力要轻柔，不可以一下用力，力量要缓缓注入，以受术者耐受为度。

手法作用：腘窝处有腓总神经及腘动、静脉通过，点按此处对小腿血液循环不畅及神经麻木都能起到非常好的效果，并对腰痛有积极的作用。

10. 单掌推足弓

技法操作：受术者俯卧，面部向下，上肢放于头部两侧，双腿自然伸直。术者跪在受术者旁边，一手扶足背，另一手用掌根沿着足弓做推法。操作时用力一定要平稳、着实。

手法作用：此手法可刺激足底肌中间群和足底内、外侧神经等，可治疗脊柱僵硬疼痛、腰痛、颈项痛等。

11. 跪指按压足心

技法操作：受术者俯卧，面部向下，上肢放于头部两侧，双腿自然伸直。术者一手扶足背，另一手拇指顶住中指第 1 指间关节内，用中指关节外侧按压足心。操作时要垂直用力，一按一揉。

手法作用：此手法通过刺激足底肌和足底内、外侧神经，促进泌尿系统的排泄功能，可防治水肿、尿潴留等，并可缓解全身疲乏、酸痛等情况。

第五节 肌肉痉挛

很多人，尤其是老年人在缺钙、小腿部受凉、过度运动等因素的刺激下，常发生小腿肌肉痉挛的情况。所谓肌肉痉挛是指肌肉突然不自主地发生强直收缩的现象，导致肌肉僵硬、疼痛难忍。肌肉痉挛的真正机制目前尚未被确知，大多数的研究结果认为，肌肉痉挛是起因于神经或神经肌应激阈值降低，使得肌肉的神经行动频率突然增加，造成肌肉强直收缩。

一、肌肉痉挛的主要症状

肉痉挛包括在任何静态的情况下所发生的抽筋，如睡觉时或静坐不动时发生之抽筋，此种抽筋常发生的部位为腓肠肌和足部的一些小肌肉，多是因为神经的自主性活动增强使得患者的脚部肌肉产生活动。此外，还有一种中暑性肌肉痉挛，此种类型的痉挛多与脱水和体内电解质的平衡失调有关，此种痉挛最常发生在运动员的身上，尤其是在炎热的天气下运动最易发生。典型的中暑性痉挛常是在炎热的环境下工作 1～2 小时后发生在活动结束后的 18 小时之内也可能发生，且可能持续几天肌肉皆有不正常的现象。

二、肌肉痉挛的主要病因

（1）经过长时间运动已经形成肌肉疲劳，仍持续运动。

（2）局部血液循环不良。

（3）水份和盐份流失过多。

（4）严重腹泻、呕吐和饮食中的矿物质（如镁、钙）含量不足。

（5）环境温度突然改变。

（6）肌肉或肌腱轻裂伤。

（7）情绪过度紧张。

（8）以不适当的姿势从事运动或肌肉协调不良。

（9）孕妇的痉挛发生率也较高，须多留意。

三、肌肉痉挛的欧式按摩技法

1. 颈后拿捏

技法操作：受术者俯卧位。术者站立于受术者头前，用事先选好的精油均匀涂在受术者的颈部，术者用双手拇指指腹从斜方肌起点，一直推到肩胛内侧角。在右耳处下推，向下推至胸骨角，反复推 5 次。

手法作用：此手法对于受术者的头晕、心悸等症状有明显的改善作用。因为此处颈神经、椎动脉被胸锁乳突肌所覆盖，使胸锁乳突肌放松就会改变颈神经、椎动脉受压迫所产生的症状。

2. 拿肩

技法操作：受术者俯卧，面部向下，上肢放于头部两侧，双腿自然伸直。术者站在手术者一侧，用拿法拿捏肩关节的三角肌，反复操作 5 分钟。力量以受术者的耐受为度。

手法作用：此法可有力地缓解三角肌的痉挛，促进血液流通。

3. 手臂指压

技法操作：受术者俯卧，面部向下，上肢放于身体两侧，双腿自然伸直。令受术者掌心向上，术者双手分别以小指和无名指夹持受术者的拇指和小指，利用自身体重，以双手拇指分别按压手掌的四个指压点。

手法作用：此法能放松肱二头肌、肱三头肌、前臂旋肌等肌肉，使桡神经、尺神经、正中神经受压缓解，从而使肌肉痉挛得以缓解。

4. 椎旁指压

技法操作：受术者俯卧，面部向下，上肢放于头部两侧，双腿自然伸直。术者上臂伸直，双手拇指以叠指手法，分别依次按压脊柱两侧（先右后左）。也可以一手的食、中二指屈曲（近侧指间关节屈曲，远侧指间关节伸直），用另一手的手掌按压其二指之上，再以此二指按压于脊柱两侧。

手法作用：此法能放松背部的斜方肌、菱形肌、竖脊肌、背阔肌、髂腰肌等肌肉，缓解肌肉疲劳，增加肌肉的血液循环，有利于养分的增加及乳酸的代谢，及缓解肌肉痉挛、酸痛，同时还能使紊乱的小关节得到复位。

5. 腰部按压

技法操作：受术者俯卧，面部向下，上肢放于头部两侧，双腿自然伸直。术者手臂伸直，双手掌根相对，从上至下依次按压受术者腰背部肌肉。按压每次 5 分钟，以术者耐受为度。

手法作用：此法能使背阔肌、髂腰肌等肌肉放松，痉挛得以缓解。

6. 扇形推下肢

技法操作：受术者俯卧，面部向下，上肢放于头部两侧，双腿自然伸直。术者跪在受术者旁边，从足跟上部开始，两只手用力向前推，而后分开逐渐向上推，最后两手从两侧滑回。

手法作用：此法可刺激股二头肌、腓肠肌、比目鱼肌等肌肉组织和腓浅神经、胫神经等，促进腿部血液循环，可以缓解局部疼痛、肌肉扭伤、小腿痉挛等症状。

7. 掌按下肢

技法操作：受术者俯卧，面部向下，上肢放于头部两侧，双腿自然伸直。术者从足踝部开始，将两手掌平放在足跟部，双手交替向前按压，一直按压至大腿根部。

手法作用：此法可刺激腓肠肌、比目鱼肌、半腱肌、半膜肌、大收肌等肌肉组织和胫神经、坐骨神经、闭孔神经等。此疗法为阻断疗法，首先按压使血液停止流动，然后松开使血液加速流动，这样可以使血液流动通畅，防治循环系统疾病及下肢部的各种不适症状。

8. 跟后提捏

技法操作：受术者俯卧，面部向下，上肢放于头部两侧，双腿自然伸直。术者用双手拇指与食、中二指共同提捏跟腱，或者四指呈环抱状，以双手拇指为着力点进行捏、提、按压。

手法作用：缓解跟腱痉挛，防治足跟疼痛。

9. 叩击下肢

技法操作：受术者俯卧，面部向下，上肢放于头部两侧，双腿自然伸直。术者双手握空拳，用手的侧面交替叩击，从足根部叩击至臀下。

手法作用：此法可刺激腓肠肌、比目鱼肌、半腱肌、半膜肌、缝匠肌等肌肉组织和胫神经、坐骨神经、闭孔神经、股神经等，使下肢神经兴奋，加速下肢血液流动至深层肌肉组织，防治下肢肌肉痉挛。

第六节　皮肤瘙痒

皮肤瘙痒是指无原发皮疹，但有瘙痒的一种皮肤病。可全身发生，尤以面、背和四肢为多。皮肤瘙痒症属于神经精神性皮肤病，是一种皮肤神经官能症疾患。临床上将只有皮肤瘙痒而无原发性皮肤损害者称之为瘙痒症，属中医"痒风"的范畴。皮肤瘙痒分普通型和过敏型。普通型皮肤瘙痒一般是皮肤干燥造成的，使用西药要必须经过专科医生的诊断、指导，不可盲目自行用药，尤其是含激素类的药物。

一、皮肤瘙痒的主要症状

（1）全身性原发者，最初仅局限于一处，逐渐扩展至身体大部或全身；局限性者，发生于身体的某一部位，以肛门、阴囊及会阴等处多见。

（2）无原发性皮炎，由于搔抓可引起皮肤上出现抓痕、丘疹、血痂、色素沉着、湿疹样变及苔藓样变。

（3）阵发性剧烈瘙痒，瘙痒发作常有定时，并有烧灼、虫爬及蚁行等感觉。

（4）环境温度变化及衣服摩擦等刺激都可引起瘙痒发作或加重。

二、皮肤瘙痒的病因

（1）胆酸浓度过高：胆酸在血中的浓度增高时，会沉积于皮肤，导致严重的皮肤瘙痒。因此，当皮肤发痒又发黄时，应检查一下肝、胆，看是否患有胆结石。血中钙、磷过高也会出现皮肤发痒。如果此时皮肤较干燥，并同时伴尿频、尿急、腰痛，甚至小便如水样，或尿少等情况，就要想到肾脏病的可能。慢性肾炎患者进入尿毒症期，因血液中尿毒素及蛋白衍生物增高，常引起全身性皮肤瘙痒。

（2）内分泌紊乱：如甲状腺机能亢进的病人，由于血液循环加快，皮肤温度增高，导致皮肤发痒，尤以睡觉后瘙痒更剧。糖尿病患者由于血糖增高，身体防御病菌的能力降低，易受细菌和真菌感染，也会导致皮肤瘙痒。

（3）中枢神经系统疾病：神经衰弱、大脑动脉硬化的病人常发生阵发性瘙痒；脑瘤患者当病变浸润到脑室底部时，也常引起剧烈而持久的瘙痒，且这种瘙痒仅限于鼻孔部位。某些淋巴系统疾病，如蕈样肉芽肿、何杰金氏病或骨髓增生疾患者，常伴有全身性瘙痒。因此，当皮肤瘙痒并伴有其他症状时，决不能等闲视之，应到医院查明原因，对症下药。

三、皮肤瘙痒的欧式按摩技法

1. 背部推压

技法操作：受术者俯卧位，双手屈曲并垫于头下，下腿略伸直，上腿屈曲。术者选择适当的精油均匀涂在受术者的背部，术者双手擦热后，从受术者肩胛内侧角开始推到腰骶部。反复操作5次，以透热为度。

手法作用：脊神经后支一般都较细小，按节段地分布于项、背、腰、骶部深层肌肉及皮肤。有力地刺激脊神经的皮支，使神经末梢释放胆碱类物质，能够缓解皮肤瘙痒。

2. 抹胁肋

技法操作：受术者俯卧，面部向下，上肢放于头部两侧，双腿自然伸直。术者双手置于受术者身体两侧的胁肋部，往返抹动，以透热为度。

手法作用：此手法可刺激前锯肌、肋间外肌、肋间内肌等肌肉组织和肋间神经、胸长神经等，能够能放松肌肉，有利于呼吸，缓解皮肤瘙痒。

3. 梳脊柱

技法操作：受术者俯卧，面部向下，上肢放于头部两

侧，双腿自然伸直。术者跪在受术者一旁，用食指和中指按揉脊柱两侧肌肉，两手交替进行。操作时要逐渐向下用力，把身体的重力加在手指上，每隔 1 寸，一按一压一揉。

手法作用：此手法可刺激竖脊肌、背阔肌等肌肉组织和脊神经后支、腰丛神经等，并能够调理内脏的功能，减轻瘙痒症状。

4. 挤压大腿

技法操作：受术者俯卧，面部向下，上肢放于头部两侧，双腿自然伸直。术者两手交叉，合掌挤压大腿内侧面，从膝部至大腿根部。操作时力量适中，切忌用暴力。

手法作用：此手法刺激股二头肌、大收肌、半腱肌、半膜肌等肌肉组织和坐骨神经、闭孔神经、股神经等，起到局部止痒的作用。

5. 跪指按压足心

技法操作：受术者仰卧，双臂自然放松，下肢自然伸直。术者一手扶住受术者足背，另一手拇指顶住中指第 1 指间关节内，用中指关节外侧按压足心。操作时要垂直用力，一按一揉。

手法作用：此手法可刺激足底肌中间群和足底内侧神经、外侧神经等，能够促进泌尿系统的排泄功能，防治水肿、尿潴留、尿毒症及皮肤瘙痒等。

6. 股内拿捏

技法操作：受术者仰卧，双臂自然放松，下肢自然伸直。术者双手捏拿下肢内侧肌肉，从膝盖部拿捏至大腿根部。

手法作用：此手法可刺激下肢内侧肌肉及神经，能够有效缓解下肢瘙痒症状。

7. 侧推腹

技法操作：受术者仰卧，双臂自然放松，下肢自然伸直。术者双手置于腹部侧方，靠近腰部。双手有节奏和放松地拉向肚脐。当手到肚脐时，将手抬起，然后再重复进行。

手法作用：此手法可以防治胸胁痛、肝胆疾病以及呼吸不利，增加肌肉的血液循环，缓解皮肤瘙痒。

8. 单手推上肢

技法操作：受术者仰卧，双臂自然放松，下肢自然伸直。术者一手固定手臂，另一手向上推，推到肩关节附近后从一侧滑下，然后换手。

手法作用：此手法可以刺激肱桡肌、掌长肌、桡侧腕屈肌、肘肌、肱二头肌等肌肉组织和肌皮神经、桡神经、正中神经、尺神经、腋淋巴结等，能够增强上肢神经系统和循环系统的功能，排除毒素，缓解皮肤痛痒。

第七节　皮肤松弛

很多人少于皮肤保养，或是整天忙于工作，放松下来时对着镜子才发现脸上出现了好多隐约的皱纹、毛孔变大、皮肤也没有以往的光泽和弹性，这就是皮肤松弛的表现，同时也是衰老的开始。但是，如果注重身体和皮肤的保养，可以有效缓解皮肤松弛的程度。

一、皮肤松弛的主要症状

皮肤松弛可以通过松弛指数来表现分初、中、高三个等级，具体如下：

（1）初级指数：毛孔突显。25 岁以后，皮肤血液循环开始变慢，皮下组织脂肪层也开始变得松弛而欠缺弹性，从而导致毛孔之间的张力减小，使得毛孔彰显。

（2）中级指数：面部轮廓变模糊。即使体重没有增加，从耳垂到下巴的面部线条也开始变得松松垮垮，不再流畅分明，侧面看尤其明显。

（3）高级指数：松弛下垂。颧骨上的皮肤不再饱满紧致，面部的最高点慢慢往下游移，开始出现鼻唇沟（也叫法令纹）；虽然不胖，但不可避免地出现了双下巴。

二、皮肤松弛的病因

（1）肌肤的真皮层中有两种蛋白：胶原蛋白和弹力纤维蛋白，它们的作用是支撑皮肤，使其饱满紧致。25 岁后，这两种蛋白随着人体衰老进程而自然地减少，细胞与细胞之间的纤维随着时间而退化，令皮肤失去弹性。

（2）皮肤的支撑力下降：脂肪和肌肉是皮肤最大的支撑力，而衰老、减肥、营养不均、缺乏锻炼等各种原因都会造成的皮下脂肪流失，从而导致肌肉松弛，皮肤失去支持而下垂。

（3）其他因素：比如遗传、精神紧张、强光照射、吸烟等也会使皮肤结构转化，最后使得皮肤失去弹性，造成松弛。

三、皮肤松弛的欧式按摩技法

1. 面部推搓

技法操作：受术者仰卧位，上肢自然放到身体的两侧，下肢伸直。术者选择适合在面部做推拿的精油均匀地涂于受术者前额、眼周、面颊、下颌等部位。在前额使用分推法，从正中线开始向两侧分推，反复操作 3 分钟。用双手拇指指腹分别在受术者两眼周围做环形摩动，力量要轻柔，切忌不可以使用暴力。术者用双手手掌从受术者下颌向上做搓摩的手法，经过面颊，到眉梢止。手法适当用力，以受术者耐受为度，反复操作十次。

手法作用：此法能促进眼轮匝肌、口周围肌、咬肌、翼外肌、翼内肌、颞肌等肌肉的血液循环，刺激周围的神经末梢，使其血液充盈，皮肤红润，以抗击皮肤的松弛。

2. 轮指揉颊

技法操作：受术者仰卧，上肢自然放于身体两侧，下肢伸直。术者两手相对放在受术者面颊部，两手轮流放松地环形向上揉颧骨下方。操作时手法要变换灵活，力量轻柔。

手法作用：此法能刺激面部的颧大肌、颊肌等肌肉组织和面神经等，可以促进局部血液循环，增强面部肌肉功能。

3. 轻拍下颌

技法操作：受术者仰卧，上肢自然放于身体两侧，下肢伸直。术者两手相交替拍打下颌。操作时速度要快，力量轻柔。

手法作用：此法能刺激面部的颊肌、咬肌等肌肉组织和面神经、下颌下淋巴结等，可以增强皮肤弹性，具有美容作用。

4. 胸腹部推揉

技法操作：受术者仰卧，上肢自然放于身体两侧，下肢伸直。术者选择适合受术者的精油，均匀涂于受术者的胸部和腹部，从胸骨和锁骨交界处开始向下推到耻骨联合处，在胸部乳房的周围做均匀的环形摩动，在腹部以肚脐为中心做逆时针或顺时针的揉摩，以皮肤透热为度。

手法作用：通过此法可以刺激锁骨下肌、胸小肌、胸大肌、腹直肌、腹外斜肌、腹横肌、腹内斜肌等，增加血液循环；同时还可以刺激胸外侧神经、胸内侧神经、肋间神经、锁骨上神经、第 7～12 胸神经前支，增加神经的敏感度，促进皮肤的血液循环，皮肤松弛得以控制。

5. 推腹

技法操作：受术者仰卧，上肢自然放于身体两侧，下肢伸直。术者双掌叠起，从下向上直推，不要太用力，轻轻来回拉腹部肌肉。操作时动作轻柔和缓。

手法作用：此手法可以刺激腹直肌、腹横肌、腹内斜肌、腹外斜肌等肌肉组织和第 5～12 对肋间神经、髂腹下神经等，能够调节胃肠功能和泌尿系统功能，促进体内代谢废物的排除，从而达到美容养颜的作用。

6. 揉腹

技法操作：受术者仰卧，上肢自然放于身体两侧，下肢伸直。术者一只手全掌贴于受术者皮肤上，以掌根用力，从左下腹开始尽量画圆，直到左肋弓下，力量要大些，但不要引起不适，向深层揉动要有力，然后抬起，然后横向腹中央，从剑突下到耻骨上，再从右腹至右肋弓下。

手法作用：此手法可以刺激腹部诸肌及神经，能够调节胃肠功能和泌尿系统功能，促进体内代谢废物的排除，达到美容养颜的作用。

7. 合掌推足

技法操作：受术者仰卧位，上肢自然放于身体两侧，下肢伸直。术者一手放在受术者足背，另一手放在足心，从足趾尖向足跟部合推。操作时注意手在足心的力量要大一些。

手法作用：此手法可以刺激足背肌、足底肌等肌肉组织和腓深神经、足底内侧神经、外侧神经等，使整个身体和情绪都放松，并能够调节泌尿系统功能，促进体内代谢废物的排除。

8. 背腰部推按

技法操作：受术者俯卧，术者在受术者背腰部涂好适当的精油，从肩胛内侧角开始推按，一直推到骶骨位置，反复推 15~20 次。

手法作用：背腰部的肌肉有斜方肌、菱形肌、竖脊肌、髂腰肌、背阔肌等，推按此处能很好地放松肌肉，使原来错位的小关节能够得到复位，对交感神经链起到很好保护；同时增加肌肉的弹性，有利于皮肤松弛得到缓解。

第八节　消化不良

越来越多的现代都市人，忙于工作，耽误休息，很少能够按时定量吃饭，经常是饥饱无常。于是越来越多的工作一族慢慢变得不想吃饭，或是稍微多吃一点就觉得腹部胀满，非常的不舒服，甚至一打饱嗝就有一股酸腐的气味，这就是消化不良的表现，也是胃肠疾病中最常见的症状。

一、消化不良的主要症状

消化不良是一组临床症候群，是由胃动力障碍引起的疾病，主要表现为断断续续地有上腹部不适或疼痛、饱胀感、烧心、反酸、嗳气等。常因胸闷、饱胀感、腹胀等不适而不愿进食或进食量少，夜里也不易安睡，多梦。到医院检查，除胃镜下能见到轻型胃炎外，其他检查，如 B 超、X 光及血液生化检查等，都无异常。

二、消化不良的病因

引起消化不良的原因很多，包括胃和十二指肠部位的慢性炎症，也包括胃蠕动不好的胃轻瘫和食道反流病。患者的精神不愉快、长期闷闷不乐或突然受到强烈刺激等均可引起消化不良的症状。胃轻瘫则是由糖尿病、原发性神经性厌食和胃切除术所致。老年人的消化功能减退易受情绪影响，有时食物稍粗糙或进食生冷、油腻不当也可诱发。

值得强调的是，一般在家中自我治疗的轻型消化不良大多是由于情绪不好、工作过于紧张、天寒受凉或多食不易消化的食物所引起，仅有轻微的上腹不适、饱胀、烧心等症状。

三、消化不良的欧式按摩技法

1. 腹部掌压与摩擦

技法操作：受术者仰卧，双臂自然放松，下肢自然伸直。术者上臂伸直，双手并掌平贴于受术者腹部，以第 1 掌指关节处位于脐部，缓慢借助体重下压，停留 3 秒左右，缓慢抬起，反复数次。术者选择适当的精油，以受术者的肚脐为中心，顺时针或逆时针摩擦，以透热为度。

手法作用：腹直肌、腹外斜肌、腹横肌、腹内斜肌受到刺激，增加血液循环的同时还可以增加肌肉纤维。在腹部的按摩还能增强胃肠功能、缓解便秘或腹泻、月经不调、性欲缺乏等。

2. 直推全腹

技法操作：受术者仰卧，双臂自然放松，下肢自然伸直。术者面向受术者的头部，双手放在其下腹部的两侧，手指朝向头部，慢慢地推向肋骨，用力要均衡。推到肋骨后，双手推向两侧并返回原处。在腰部两侧两手用力向上、向内侧推。操作时手要贴在皮肤上，不要漏掉任何部位。

手法作用：此法可刺激腹直肌、腹横肌、腹内斜肌、腹外斜肌等肌肉组织和第 5 ~ 12 对肋间神经、髂腹下神经等，可促进胃肠道血液循环，防治胃肠道疾病，治疗消化不良。

3. 揉腹

技法操作：受术者仰卧，双臂自然放松，下肢自然伸直。术者一只手全掌贴于受术者皮肤上，以掌根用力，从左下腹开始尽量画圆，直到左肋弓下，然后横向腹中央，从剑突下到耻骨上，再从右腹至右肋弓下。

手法作用：此法可刺激腹部诸肌和神经，从而可促进或减缓胃肠蠕动，防治便秘、腹泻、伤食、消化不良等疾病。

4. 捏拿腹

技法操作：受术者仰卧，双臂自然放松，下肢自然伸直。术者两手相对，肘部向外，从受术者的臀外侧开始，轮流挤压和放松腰部肌肉，柔和地向腹部过渡。在腹部进行几轮轻捏后，向靠近操作者一侧的臀部进行捏拿。

手法作用：此法可刺激腹横肌、腹内斜肌、腹外斜肌、腰方肌等肌肉组织和腰神经前支、髂腹下神经等，调理肠胃及泌尿生殖系统功能。

5. 胫外按压

技法操作：受术者仰卧，双臂自然放松，下肢自然伸直。术者利用自身体重，一手按住受术者脚背外侧，使其小腿内旋贴于床面，另一手在其小腿外侧上下往复地进行按压。每次操作5分钟。

手法作用：此手法可刺激胫外侧肌群、腓总神经的胫支，使神经传导信号增强，增加胃肠的蠕动，有利于消化不良的治疗。

6. 背腰部推按

技法操作：受术者俯卧，术者在受术者背腰部涂好适当的精油，从肩胛内侧角开始推按，一直推到骶骨位置，反复推 15～20 次。

手法作用：背腰部的肌肉是有斜方肌、菱形肌、竖脊肌、髂腰肌、背阔肌等，此手法能很好地放松肌肉，使原来错位的小关节能够得到复位，对交感神经链起到很好保护。同时对胃肠的功能进行调节和梳理。

7. 合掌推足

技法操作：受术者仰卧，上肢自然放于身体两侧，下肢伸直。术者一手放在足背，另一手放在足心，从足趾尖向足跟部合推。操作时注意手在足心的力量要大一些。

手法作用：此手法可以刺激足背肌、足底肌等肌肉组织和腓深神经、足底内侧神经、外侧神经等，使整个身体和情绪都放松，并能够调节泌尿系统功能，促进体内代谢废物的排除。

第九节　骨质疏松

骨质疏松症是一种钙质由骨骼往血液移动的矿物质消失现象，骨质量减少，骨骼内孔隙增大，呈现中空疏松现象。骨质疏松症的表面症状为骨质流失和骨组织破坏，从而导致骨质变脆弱，骨折可能性加大，本病发病多缓慢，个别较快，以骨骼疼痛、易于骨折为特征，生化检查基本正常。病理解剖可见骨皮质菲薄，骨小梁稀疏萎缩类骨质层不厚。

一、骨质疏松的主要症状

（1）疼痛：是原发性骨质疏松症最常见的症状，以腰背痛多见，占疼痛患者中的70%～80%。疼痛沿脊柱向两侧扩散，仰卧或坐位时疼痛减轻；直立时后伸或久立；久坐时疼痛加剧；日间疼痛轻，夜间和清晨醒来时加重；弯腰、肌肉运动、咳嗽、大便用力时加重。

（2）身长缩短、驼背：多在疼痛后出现。脊椎椎体前部几乎多为松质骨组成，而且此部位是身体的支柱，负重量大，容易压缩变形，使脊椎前倾，背曲加剧，形成驼背。随着年龄增长，骨质疏松加重，驼背曲度加大，致使膝关节挛拘显著。

（3）骨折：是退行性骨质疏松症最常见和最严重的并发症，最常发生的部位就在髋骨与大腿骨。

（4）呼吸功能下降：胸椎或腰椎压缩性骨折后脊椎后弯，胸廓畸形，可使肺活量和最大换气量显著减少，患者往往可出现胸闷、气短、呼吸困难等症状。

二、骨质疏松的病因

导致骨质疏松的原因很多，钙的缺乏是公认的因素，降钙素以及维生素D的不足也有很大影响。然而随着对骨质疏松症研究的深入，越来越多的科学研究证实，人体的正常环境是弱碱性，即体液的PH值维持在7.35～7.45之间时，人体就是健康的。可是因为饮食、生活习惯、周围环境、情绪等的影响，人的体液很多时候都会趋于酸性，尤其是在人体摄入大量高蛋白、高糖分等时，出于本能为了维持体液的酸碱平衡，身体就会动用自身的碱性物质来中和这些酸性物质。而体内含量最多的碱性物质就是钙质，它们大量存在于骨骼中。在大量进食酸性食物的时候，身体就有可能消耗骨骼中的钙质来维持体内的酸碱平衡。因此说，酸性体质是钙质流失、骨质疏松的重要原因。由此可见，通过改善酸性体质的途径来预防骨质疏松就显得尤为重要。

三、骨质疏松的欧式按摩技法

1. 三指拿颈

技法操作：受术者俯卧，双臂自然放松，下肢自然伸直。术者用一手扶住其头部，另一手拇指按在颈椎棘突一侧，食、中二指按在颈椎棘突的另一侧，从下向上，拇指弹拨，食、中指按揉。

手法作用：此手法可刺激颈神经、颈椎动脉、胸锁乳突肌等，具有缓解颈部肌肉酸痛、提高人体机能、改善骨质疏松的作用。

2. 直推背部

技法操作：受术者俯卧，双臂自然放松，下肢自然伸直。术者位于在受术者一侧，双手从受术者的腰部开始，拇指置于脊柱两侧，手指朝前，用力向前缓慢平推，推至与肩平齐止，将身体的重量集中在手上。

手法作用：背腰部的肌肉是由斜方肌、菱形肌、竖脊肌、髂腰肌、背阔肌等组成，此手法能很好地放松肌肉，同时使肌肉血液循环加快，促进对钙的吸收。

3. 分推肩部

技法操作：受术者俯卧，双臂自然放松，下肢自然伸直。术者位于受术者一侧，双手自脊柱两侧与肩平齐处，向两侧进行分推，推至肩峰端止。

手法作用：此手法可刺激三角肌、冈上肌、冈下肌、大圆肌等肌肉组织和腋神经、肩胛上神经等，具有很好的放松作用，能够有效改善局部肌肉的紧张程度，促进局部血液循环，有利于钙的吸收。

4. 跪指按压背部

技法操作：受术者俯卧，双臂自然放松，下肢自然伸直。术者半握拳、用指背从腰部开始按压脊柱两侧，两指向骑在棘突上一样向前移动，按压至颈下。操作时要用力逐渐下压，均匀而有节律。

手法作用：此手法可刺激竖脊肌、背阔肌等肌肉组织和脊神经后支、腰丛神经等，激发人体机能，增强免疫力，缓解骨质疏松症状。

5. 伸展腰骶

技法操作：受术者俯卧，双臂自然放松，下肢自然伸直。术者两手交叉，一手放在受术者骶部，另一手放在腰的中部，两手向相反方向推，轻轻地把腰部展开。操作时动作要慢，不要太用力。

手法作用：此手法可刺激竖脊肌、背阔肌等肌肉组织和脊神经后支、腰丛神经等，促进局部血液循环，缓解骨质疏松症状。

第八章 欧式特色按摩

欧式按摩是多种治疗方法和技术的总称，是由专业技术人员采用水、专门的产品和各种不同的技术设备进行的治疗，目的在于改善、保持和促进人体的健康情况。欧式按摩采用水、精油、泥石等多种介质，配合多样的按摩方式、手法，以达到改善健康状况和治疗疾病的目的。欧式按摩不但可以帮助解除肌肉紧绷的感觉，排除痉挛现象，缓解肌肉疼痛，也可以促进血液循环，调整体态曲线，保持内在系统健康平衡，强化人体免疫系统的自愈能力。随着欧式按摩的不断发展，其涉及范围不断扩大，由促进身体康复逐步扩展至倡导健康的精神、饮食、生活方式等。

第一节 水疗法

一、水疗法的渊源

全世界的古代文明都有关于水的康复作用的记载。早在历史上第一个文明出现时，人们就已经懂得利用矿泉水和温泉水来治疗疾病。古希腊的文献记载，在水中加上矿物及香薰、草药、鲜花，可以预防疾病及延缓衰老；芬兰的游牧民族在地窖中放入烧热的石头，用防水材料盖住窖口，在加温的地窖中洗澡；印第安人以同样方法建造的半地下的汗蒸屋等，都是水疗法的早期形式。

公元 40 年，罗马帝国公众把沐浴当做保健和休闲的手段，并建有数家公共澡堂，成为健身、消遣、社交中心。这个时期，比利时一个名为 SPA 的小镇，当地山上成千上万种花卉草木经上游水源的长时间浸泡，形成了富含多种精油成分的温泉水，小镇因这样一个可以美容、疗病、放松的温泉而闻名，成为王公贵族、社会名流们的休闲娱乐胜地。有说 SPA 一词来源于拉丁文 "Solus Per Aqua" 的字首，意为 "只要有了水"，或 "Sanus Per Aquam" 的缩写，意为 "通过流水获得健康"。

公元 600 年左右，阿拉伯人在穆罕默德的倡导下，逐渐用热水洗浴的方式取代了冷水浴，伊斯兰式的公共澡堂开始盛行。进入浴室后，沐浴者在用木柴或煤炭加热的大理石高台上进行按摩或搓澡，有花窗的穹顶透入自然光，投射在沐浴者身上，庄重而神圣。

到 16 世纪，欧洲人把水疗法叫做 "取水"，通过水疗法治疗风湿及呼吸道感染等常见疾病。富含矿物质的温泉逐渐成为追寻健康、休闲的人们的目的地。

富含矿物质的水对身体健康起到促进作用。利用水来进行治疗和保健是 SPA 治疗的一个重要组成部分，而且具有重要的历史意义。传统的 SPA 按摩疗法，从狭义上讲，就是指水疗美容与养生。形式各异的 SPA，包括冷水浴、热水浴、冷热水交替浴、海水浴、温泉浴、自来水浴，每一种都能在一定程度上松弛紧张的肌肉和神经，排除体内毒素，预防和治疗疾病。近年来发现水疗配合各种芳香精油按摩，可加速脂肪燃烧，具有瘦身的效果。

二、水疗法的原理

水有三种形态，即固态（冰）、液态（水）和气态（蒸气）。水疗法即是应用水的不同温度、形态、强度及富含的不同物质等来治疗人体疾病，促进机体康复。

1. 水的温度对机体的生理作用

人体正常体温为36.5℃左右，水的温度只要与体温不同，都会引起身体的变化。人体处在温度为37℃的水中时，一般无明显的生理变化。若处于42℃的水中，机体就会出现局部血流量加快、组织充血、脉搏加快、体温上升、新陈代谢加速、白细胞数量增多、肌肉放松、疼痛减轻等症状。一般来说，水温由温暖到极热分为四个等级：温暖为36.6℃～37.8℃，热为37.8℃～40℃，很热为40℃～43.3℃，极热43.4℃以上。人体处于极冷的水中（0℃～12.8℃）会引起机体一系列的生理反应：首先会出现局部血流量降低、血管收缩、呼吸及脉搏增加等反应，这些反应可防止热量散失，并能够减少水肿，减轻疼痛等；接着会出现血管舒张、回心血量增加、血液循环加强、肌肉收缩增强等反应，此为机体加强产能的应激反应。此后，机体的生理反应过程开始逐渐衰减，组织代谢减慢，麻木感增加。从体温到极冷也分为四个等级：体温为32.2℃～36.7℃，凉为21.1℃～32.3℃，冷为13.3℃～21.1℃，极冷为1℃～13.3℃。

总之，人体有维持内部生理环境稳定的能力，通过复杂的调节机制不停地监测和调节机体内环境的平衡。在受到外界环境温度的刺激后，机体为维持恒定的内环境而产生一系列应激反应，带来一定的生理效果。水的温度治疗就是通过应激反应产生的生理效果来治疗或缓解肌肉痉挛、关节疼痛等症状。

2. 水的强度对机体的生理作用

水具有不同的压力强度。静止不动的水对人体仅产生其自有的压力，人体处于越深的水中，水的压强越大。而当水被挤压着从喷雾器、淋浴喷头或冲浪浴缸中喷出来，强烈的水流冲向身体，水的冲击力作用于肌肉上，能加强局部血液循环，刺激身体机能，减轻肌肉的紧张，缓解肌肉痉挛，减轻机体局部充血。对于局部脂肪聚集区域，还具有降脂、调节生理曲线的作用。若水的冲击力过于强烈，也会造成机体的损伤，带来不良后果。

3. 水富含的不同物质对机体的生理作用

水富含有不同的物质，水疗法即是应用水中所含有的精油、维生素、矿物质、氨基酸及其他有效物质等来治疗、调理身体。人体吸收这些物质有几种途径，包括皮肤吸收、呼吸道吸入及胃肠道摄入等，并通过汗液、尿液和粪便排泄出体外。

水中的物质通过皮肤吸收进入毛细血管，进入血液循环与各种载体结合，产生不同的生理作用。皮肤吸收受水中物质浓度、物质分子大小、载体用品黏度和皮下脂肪厚度的影响。一般来说，水中物质浓度高，物质分子越小，载体黏度越低，皮下脂肪越薄，则物质吸收速度越快。

通过呼吸道吸入水蒸气、雾化喷雾中的物质，经由鼻腔黏膜、气管及支气管黏膜直达肺部，既可以被呼吸道的黏膜吸收，也可以通过终末细支气管及肺泡与血液进行气体交换而进入血液循环。同时，鼻腔黏膜内皮极薄，物质分子由鼻腔黏膜吸收后可以进入大脑的局部血液循环，同时激活大脑边缘系统，影响大脑的生理功能。

直接摄入水亦是一种治疗方式。通过胃肠道，水中的物质可以很快被人体吸收。但不可直接摄入精油、矿物质，因其具有潜在的毒性和危险性。

三、水疗法的禁忌证

一般来说，凡是患有严重的心血管系统疾病、神经系统疾病或全身性疾病的人都不应该进行水疗。身上有开放性的伤口或患有皮疹者，也不应该进行极冷或极热的水疗。

实施水疗的时间长短是根据人的身体状况和体力而定的。身体虚弱或高龄的人进行浴缸水疗、蒸气浴或桑拿的时间，一般不能超过 15 分钟。

热水疗法的禁忌证：高血压或低血压，急性外伤或炎症，心脏病，循环系统疾病，怀孕，烧伤，脑血管意外病史，癫痫病史，糖尿病，静脉曲张，开放性伤口或皮炎，静脉炎，风湿性关节炎，肥胖、体质虚弱，确诊的癌症，感觉迟钝，精神方面的疾患，免疫系统疾病等。

冷水疗法的禁忌证：高血压或低血压，心脏病，循环系统疾病，脑血管意外病史，糖尿病，雷诺氏综合征，甲状腺机能减退，肾功能衰退，冷过敏，开放性伤口或皮炎，风湿性关节炎，骨关节炎，肥胖、体质虚弱，确诊的癌症，感觉迟钝，精神方面的疾患，哮喘等。

四、常用水疗法

1. 冷敷或热敷

冷敷或热敷是指应用介质进行局部外敷治疗。用于进行局部治疗时使用的介质多种多样，如敷布、凝胶袋、卡片式热敷袋，或是化学制冷剂外敷袋、化学制热剂外敷袋等。

热敷介质可以采用电加热、微波炉加热或专用设备加热，如凝胶袋，在布或胶质的外套里面填塞了硅胶颗粒。热敷袋使用专用加热器进行加热，加热器内水温保持恒定，加热后取出来，可以保温长达30分钟。使用时将热敷袋用4～6层毛巾裹起来，置于治疗部位上，停留20～30分钟。热敷通常用于治疗慢性肌肉疼痛，或在按摩治疗之前用来放松肌肉。

冷敷介质以凝胶冷敷袋或冰袋多见。进行治疗前，将外裹1～2层毛巾的冷敷袋放在治疗区域上治疗20～30分钟；或以玻璃、塑胶底托托住由水冻成的冰块，在治疗区域做旋转按摩，持续20～30分钟。冷敷通常用于组织急性炎症或软组织损伤的治疗。

2. 淋浴

淋浴是利用喷雾器、淋浴喷头或各种淋浴器，通过水温的变化及水流的压力对人体进行治疗。淋浴可以放松痉挛的肌肉，舒缓紧张的精神，促进机体恢复生理状态，或在按摩治疗之后使身体镇静、冷却下来。

（1）热水淋浴：具有镇痛、舒缓的作用，可以加快血液循环、增快新陈代谢、放松肌肉，并且可以促进毛孔扩张，有利于营养物质的吸收。热水淋浴可以从 37.5℃ 的水温开始，逐渐加温至可耐受温度，或由常温迅速增加到可耐受的最高温度，一般最高不超过 43.3℃，以免烫伤。持续淋浴 2~5 分钟后，迅速降低温度至常温，保持 1~3 分钟，结束淋浴。

（2）冷水淋浴：对肌肉和皮肤有刺激、镇静的调节作用。短时间的冷水淋浴可使机体血液循环减慢，减轻水肿及疼痛，在做完热治疗或手法按摩治疗之后，通过短时间的冷水淋浴可使身体得到镇静、冷却。冷水淋浴的水温通常在 13.3℃~21.1℃ 之间，进行冷水淋浴的持续时间宜短，半分钟左右即可，并且身体虚弱或有禁忌证的人不宜采用。

（3）冷热水交替淋浴：可以促进新陈代谢，增加血液循环，促进机体体能恢复。在淋浴过程中，交替使用冷热水冲洗身体，交替的时间间隔约在 1~3 分钟，最后以冷水浴作为结束。冷热引起的周围血管收缩和舒张的交替变化，能迅速排除组织内积累的毒素，放松身体，镇静、镇痛，促进机体恢复生理状态，对治疗肌肉酸痛、疲劳、精神不振、体能下降有良好的效果。

（4）冲击式水流淋浴：是通过特殊的淋浴器，如苏格兰式淋浴器，形成强烈的水流冲击身体，以达到治疗目的。冲击式淋浴可以刺激身体机能恢复，增强血液循环，减轻局部组织充血，调理肌肉及软组织，减轻痉挛及疼痛。对于局部脂肪聚集区域，强大的水流压力可以促进脂肪团的代谢。淋浴器可以控制水流的压力，压力可以由弱到强，逐渐加强，刺激机体机能恢复，再由强到弱，使身体镇静、放松。

3. 洗浴

洗浴包括全浸式洗浴、局部洗浴和坐浴等。

全浸式洗浴多采用专用的水疗浴缸，浴缸内装有多个水和压缩空气混合喷头，在机体全部浸入浴缸中时，喷头对准需要治疗的部位，以压缩空气和水流冲击身体，由身体的远端向中心（心脏）方向冲击，从而改善血液循环和淋巴循环，缓解肌肉痉挛，放松身体及精神。为提高水疗的治疗效果，可以在水浴中添加精油、香草、海藻或海水、矿泥或黏土等，加之较高的水温，使毛孔扩张，毛细血管扩张，从而促进皮肤对治疗用品的吸收，加强治疗作用。局部洗浴或坐浴可以对身体局部进行更具针对性的治疗，如坐浴式浴缸多用于治疗泌尿系统疾病及妇科疾病等。

泡脚是传统水疗法中的一种，水温多保持在 37.8℃ ~ 40℃之间，持续 25 分钟以上。泡脚可以消除器官充血，如消除头部充血，可缓解充血性头痛消除胸腔充血，可促进排汗。泡脚结束时，把凉水倒在脚上，然后迅速擦干。患有偏头痛、多发性头痛和紧张性头痛的人，可以一面泡脚，一面在颈部做冷敷，以减轻症状。患有糖尿病、动脉硬化、冻伤、高血压、肾病、胃溃疡、癌症、坐骨神经痛、前列腺炎、风湿性关节炎、痛风性关节炎、盆腔炎以及膀胱炎的患者不宜泡脚。

4. 蒸气浴

蒸气浴、蒸汽淋浴和蒸汽室统称为蒸气浴。它是在特定的浴室中，用加热和加湿的水蒸气洗浴，具有发汗的功效，能促进身体排毒，同时可以起到热身和放松身体的作用。蒸气浴有扩张血管、疏通毛孔、补充皮肤水分的作用，可以治疗鼻窦炎、呼吸不畅以及一些慢性皮肤病。

五、水疗法的按摩手法

1. 按摩手法的操作原则

水疗法通常配合比较轻柔和缓的 SPA 按摩手法进行治疗。轻柔和缓的手法能唤醒最细微的感知细胞，使身心更健康。在进行操作时需注意掌握以下的操作原则：

（1）用心按摩，让受按摩者感到温暖。

（2）动作应缓慢，过于急躁会使受按摩者更紧张。可随时询问被按摩者的感受，以调整按摩的力道。

（3）配合受按摩者的呼吸进行按摩会使过程更顺畅，按摩者感觉更舒服。

（4）带着觉知进行按摩，以传达关爱、温暖的心情进行按摩，受按摩者会有完全不一样的感受，这虽然是很细微、无法言喻的，但却真的能用心感受得到。

2. 按摩手法的操作方法

（1）长推法：双手并拢放在身体部位，慢慢地往前滑动，透过手掌与掌根释放稳定的力道。适合较大面积部位，如背部、整个腿部或手臂等。

（2）短推法：以双手交替前进方式，往前推约 2 个手长的长度，慢慢地向前进行。较常使用在局部，如小腿、大腿、肩膀等小面积部位，以便加强该区域肌肉的按摩。

（3）大划船法：也是一种长推手法，通常都从中间开始往上，到达顶端后，两手再分别顺着身体两侧往下划回原点。通常使用在大面积、较长的动作，例如背部、整个腿部等，也常作为起始和结束动作。

（4）指压法：大拇指打开和四指呈直角，四指支撑在身体上，以大拇指按压的方式进行。较常使用在脊椎两侧、手臂、腿部中线等，以指压沿着一直线，定点慢慢往上按压移动。

（5）轻揉法：以大拇指和四指握住躯干或肩膀，上下推动进行揉的动作。常用在局部按摩，但会渐进地至整个区域，常用在躯干、腹部。例如腿部按摩动作，大划船之后再辅以轻揉，可以更仔细、充分地按摩该区域。

（6）揉捏法：以大拇指和四指像揉捏面团一样进行按摩。通常使用在较僵硬的肌肉，以四肢和肩膀最常使用，但力道不可过重，以轻缓为宜。

（7）8字形法：以画"8"的方式，先从一端开始，往斜上方推之后绕回来，再往斜下方推回原点。常用在前胸、上背部，通常是按摩者站在受按摩者侧面时使用，有时也用于整个背部按摩。

（8）海浪法：双手由左到右或由右到左，规律地画半圆，并顺序地往外移动。此手法适合抹按摩油或帮助稳定受术者情绪的动作，常用于大面积的部位，例如小腿、大腿、背部等。

六、水疗法的疗效

水疗法具有放松身体、舒缓身心、治疗疾病、美容养颜、保养皮肤等功效。水疗法有助于刺激血液循环与淋巴循环，保持身体的强健和平衡，松弛紧张肌肉，缓解神经系统的紧张，多用于治疗失眠、焦虑、神经性头痛等疾病。此外，水中富含的各种物质还可经由皮肤、呼吸道和胃肠道进行吸收。各种矿物质与稀有微量元素借由淋巴循环的渗透与刺激，有助于恢复细胞内部的平衡，排除毒素，具有舒缓压力、恢复体能的效果。

人体的自然平衡始终受外在压力因素威胁，为了适应，人体内部会自动释放一连串神经性激素，也就是所谓的适应证候群。水疗法中独有的抗压设计便能提供很好的舒解压力，释放压力的作用。同时，水疗法有助于加速体内脂肪与糖类的新陈代谢，并可调节体内环境，使体内流动的水分总量增加，减少人体组织内部或组织与组织之间的衔接脂肪细胞团，达到美容美体、调理曲线的目的。

第二节　芳香按摩疗法

一、芳香按摩疗法的起源

人类应用精油的历史就如人类的历史一般久，其真正的起源已难以考证。有记载的最早见于古中国、古埃及、古希腊等古代文明。精油起初多用在提神或宗教冥想方面，公元前4500年中国人就已发现植物具有治疗疾病的功效。而埃及人则发掘了芳香植物在精神和肉体上的特质，用香精油做浴后按摩和处理木乃伊之用。据史书记载，一位阿拉伯医生曾以蒸馏法来除去花精，以制成精油。古希腊时代，医学成为显学，当时的医书记载了许多精油的实际用途，不但将其当做镇静剂和兴奋剂应用在医疗方面，还把它用在沐浴和按摩治疗中。此后，精油又逐渐用于人体除臭和防止传染病方面，达到了降低死亡率的功效。

13世纪，意大利著名的波隆纳医学院发展出了一种用各类精油所制成的麻醉剂，广泛应用于外科手术中。在15世纪，佛米尼斯发明了一种"美妙水"，其后他的侄女又制造出著名的"法那利古龙水"，这种由植物花朵提取出的古龙水被证实有消毒功效。在16世纪的法国，人们习惯戴一种含有薰衣草及当地各种药草的香料手套，因而提高对流行疾病的抵抗力。到17世纪，香精油的效果被大众所认可并沿用至今。

通过使用精油来达到舒缓精神压力与增进身体健康的方法，近代盛行于欧洲。"芳香按摩疗法"也是近代才有的名词。一位法国化学家有一次在香料实验室不小心烫了手，在惊慌下立刻从身边的瓶子里倒出欧薄荷油涂在手上，他的手很快就痊愈并且没有伤疤。欧薄荷油的奇特效果引起了他的兴趣，并从那以后开始研究一些"香精油"的治疗效果。这些来自天然材料而且纯度很高的精油，是由植物的花经过蒸馏制成的，他称这个新的方法为"芳香疗法"，并于1928年将其研究成果发表在科学刊物上，首先运用此名称。这项远古流传下来的芳香疗法，历经各个时代的改良，演变成今日结合嗅觉、听觉、视觉等五官感觉的精油。后人在此基础上，配合了独特的按摩手法，运用于帮助松弛和恢复生气的治疗按摩中，促进了机体对精油的吸收，提高了治疗效果。

二、芳香按摩疗法的原理

芳香按摩疗法是运用植物精油配合独特的按摩手法来进行养生、美容、理疗和稳定情绪的，它是一种辅助性的疗法，而非取代正统医疗的疗法。芳香是指芬芳、香味，是渗透入空气中的一种看不见但闻得到的细致物质。大多数精油中的化合物都是易挥发物，天然精油的化合物成分在 100～400 种之间，或更多。不同的精油具有不同的化合物组合，包括萜烯类、酯类、醛类、醇类、酮类、氧化剂等。芳香按摩疗法利用纯天然植物精油的芳香气味和植物本身所具有的治愈能力，以特殊的按摩方法，经由嗅觉器官和皮肤的吸收，到达神经系统和血液循环。它不但对人体特定的器官或系统发生影响，还会导致精神和感情行为方面的变化，帮助人体身心获得舒解，达到皮肤保养的目的和改善身体健康的功效，使人的身、心、灵三者达到平衡和统一。

按摩时，透过经络穴道指压和淋巴排毒的特殊按摩技巧，使精油渗透进入皮肤表层。由于精油的分子比皮肤的分子要小得多，因此极易渗透入人体，大约 20 分钟至 6 小时即可经由血液循环流至全身，其残留物则透过排泄系统排出体外。精油的各种化学成分与体内化学物质相互作用，被人体的器官、肌肉、细胞或神经纤维所吸收，发挥不同的治疗功效。如刺激淋巴回流、促进肾脏排泄、增强细胞嗜菌作用、杀灭致病微生物、镇痛促进创伤的康复、排毒以及帮助减轻一些与软组织潜在的病理性变化有关的慢性症状。芳香疗法不仅对身体有疗效，而且对头脑和精神也有作用。精油可以通过视觉、触觉和嗅觉来刺激大脑皮层，启发思维，引起人们强烈的情绪和记忆，解除心理和精神上的压力，降低紧张程度，令人身心舒畅。

三、芳香按摩疗法的疗效

芳香按摩疗法是运用芳香植物蒸馏萃取出的精油，辅以特殊的按摩手法，以获得身、心、灵的整合性疗效。精油如同药物一般，可通过直接吸入、沐浴、按摩等方式应用于人体，主要通过嗅觉影响脑的边缘系统和通过皮肤渗透进入体内，改善焦虑、疼痛、疲倦及伤口愈合等情形。

数千年前，人们应用天然植物达到保健、治病、增进性趣的功效，历经时代的淬炼改良，演变成今天的芳香按摩疗法。其中最主要的成分精油，可以从花朵、花蕾、叶子、果实、枝干、树皮、根茎等萃取而来。大多精油富含挥发物，易由液体挥发成气体，其芳香分子非常细微，很容易自皮肤渗透入血液、组织及分泌系统，所以有惊人且迅速的疗效。其具有镇静、杀菌、收敛的特性，长久以来被广泛运用在沐浴、护肤、按摩等美容文化中。专家研究发现，采用植物精油作为日常保健，可改善人们的压力及促进健康，有积极的作用。现代科学研究指出，植物精油因其极佳的渗透性而能达到肌肤的深层组织，进而被细小的脉管所吸收，最后经由血液循环，到达被治疗的器官。精油经由毛孔进入，3分钟即可渗透到真皮层，5分钟即可进入至血液及淋巴，4～12小时之内完全排出体外。植物精油中因为若干精油的微粒分子作用类似激素，与人体自身的激素交相作用后，直接影响、调理身心。运用天然植物精华，透过呼吸、皮肤等进入神经系统、内分泌系统、血液系统、免疫系统，帮助人体舒缓身心，调节新陈代谢，达到促进身体健康、心理愉悦的功能。芳香疗法不仅能使人建立积极的人生态度，还可增强人与人之间的沟通能力。有效的芳香疗法可以营造良好氛围，增强创造力和提升工作效率。

现代的科技更好地将植物中有利的化学成分萃取出来，其疗效胜于新鲜植物 70 倍之多，而经过萃取的精质油，分子细小，其被吸入和吸收的能力是一般化妆品的数倍，因此具有迅速而显著的疗效。芳香疗法的特殊按摩手法，包含了淋巴引流、神经肌肉按摩法以及穴道指压三种手法，是"精、气、神"三者合一的健康平衡之道。其效用有三：精，激发人体潜在的生命活力；气，运用嗅觉使心灵舒畅；神，解脱负担后的心旷神怡。

许多现代研究提供了精油疗效的证据，然而在方法学、安全性上仍存在争议。因精油组成成分复杂，部分精油中含有对肾脏和肝脏有害的成分，不宜内服或长期应用。一般来说，同一种精油不宜连续大量使用 2 周以上，避免肝肾功能或皮肤受到损害。对于怀孕的女性，精油会影响体内各种激素的微弱平衡，且精油中的化合物大多能通过胎盘进入正在发育中的胎儿体内，故应慎用。部分精油因对皮肤刺激性较大，故使用浓度不宜过大，以免刺激皮肤，甚至引起过敏性皮炎。

四、芳香按摩疗法的操作应用

香味不仅给人以舒适的感觉，还能净化空气，对人体健康亦有益处。芳香按摩疗法常用于防治精神和神经方面的疾病，如疲劳症、易怒、失眠及皮肤病、变态反应等症，还有助于增强肌体的抵抗力，刺激性欲，治疗不孕症等。

用香味防治疾病已经在很多国家和地区兴起。我国古代名医华佗曾用香（麝香、丁香、檀香）制成粉末，装入丝绸制成的锦囊里，悬挂于室内，用于治疗呼吸道和上消化道疾病。国外研究者发现，人体常常处于疲劳状态，不自觉地发生心慌、呼吸困难等症状，严重时还可引起高血压、胃溃疡和变态反应性疾病等病证，鲜花的芳香对于缓解这些症状具有良好的效果。现在越来越多的办公场所布置得清香宜人，这也有助于减轻工作人员的疲劳，防止感冒之类疾病的传播。日本一些银行在办公室里使用柠檬香气，使员工的注意力大大提高，工作效率也显著提高。在病人居室里使用薰衣草，能活跃病人的情绪。

目前，医学研究者普遍认为，不同的芳香精油对不同的疾病有特殊的医疗功能。已有 5 种鲜花的香味用于治疗心血管疾病、支气管哮喘、高血压、肝硬化和神经衰弱等病证，均获得显著疗效。让患者躺在舒适的软床上，悠然的闻着伴随轻音乐而来的"对症"花香，既不用服药也不用打针，就能解除病痛。若配合按摩、散步等体育活动，则疗效更佳。

花香能杀菌治病是由于鲜花散发出的萜烯类物质的作用。萜烯类物质是一种幽香诱人的小分子，在空气中漂游，不断扩散，能杀死其周围的一些致病细菌。人们在花卉间呼吸时，这种小分子自然进入人体，起到芳香治疗作用。波兰"芳香疗法"协会会长瓦·布鲁斯介绍，利用香味疗法治病有两种方法：一是通过按摩、淋浴，使挥发性香味物由皮肤进入人体；二是通过呼吸道作用，吸入空气中散发的香味。最有效的芳香疗法是抹上香精油后按摩，香精油本身活性很强，与其他一些渗透能力强的油混合使用效果更好。渗透力强的香精油有杏仁油、核仁油、葡萄籽油及葵花籽油。其实，香精油本身对皮肤也有治疗效果，香精油分子能够渗入皮肤，进入血液和淋巴系统，进而扩散到全身。

另外，有研究发现，不同花卉的香味对不同的疾病有辅助治疗的功效。例如，菊花含有龙脑、菊花环酮等芳香物质，被人体吸入后，能改善头痛、感冒和视力模糊等症状；茉莉花香味可以减轻头痛、鼻塞、头晕等症状；丁香花香味能净化空气、并能杀菌，有助于治疗哮喘；百合花香味使人兴奋，还能净化环境；天竺花香味有镇静安神、消除疲劳、促进睡眠的作用，有助于治疗神经衰弱；玫瑰花、栀子花香味有助于治疗咽喉痛和扁桃体炎；桂花香味闻之疲劳顿消，有助于治疗支气管炎；夜来香香味可清除不良气味；郁金香香味可辅助治疗焦虑症和抑郁症；杜鹃花香味对气管炎、哮喘病有一定疗效；水仙花香味可使人精神焕发；牡丹花香味可使人产生愉快感，还有镇静和催眠作用。

精油不仅可以单独使用，还可以调配后应用。混合精油各化学成分之间的增效作用，能产生比各成分分别使用时更强的治疗效果和更广泛的治疗范围。如高效的兴奋、抗疲劳混合香精油是采用月桂油、香柠檬油、丁香、天竺葵等调配而成。高效的抗肌肉痉挛的混合香精油是采用罗马洋甘菊、薰衣草、香柠檬油、迷迭香等调配而成。

五、芳香按摩疗法的方法

芳香按摩疗法是利用精油配合按摩手法进行的一种治疗方法。将新鲜的植物花瓣、枝叶、果实等通过物理压榨、蒸汽蒸馏、溶剂萃取等方法提取、纯化，形成植物精油，通过特殊的按摩手法，使其透过人体的皮肤吸收、渗透至内皮深层组织及脂肪部分，甚至直达血液，通过血液循环来发挥植物精油的治疗作用。

芳香按摩疗法的主要特点之一，就是针对身体的经络配以各类不同功效的精油而进行推、拨、揉、搓、捋、滑等手法，加强了血管的畅通性，有效避免血栓的形成。其次是针对全身的穴位，施以点、按、压、顶等手法，有效地促进身体各个器脏的功能。整套按摩的过程比较细腻，大到胸部、背部、腹部，小到颈部、臀部、足趾、手指、脸部、耳部，照顾到身体的各个部位。

1. 颈背部芳香按摩

取俯卧位，清洁颈背部皮肤，从保温箱中拿出熏蒸迷迭香毛巾或者香草汤浸泡过的湿热毛巾，横放在腰部，稍微冷却，双手推毛巾向头部运动，至颈部后转推向一侧肩部；再将毛巾另一面置于腰部，推毛巾向头部后推向另一侧肩部。具体按摩方法如下：

（1）将每30ml按摩霜中滴入12～18滴香精油配成浓度为2%～3%的精油按摩乳霜。将按摩精油乳霜涂擦在颈部，一直涂至背部，分3次均匀平铺，然后从腰部拉回至颈部，3～5次。

（2）叠掌单侧推脊柱旁1cm处10～15次，手臂紧贴，另一只手压住一只手用身体的力量由颈部一直推到尾骨，再原路拉回，力度相同，然后做另一侧。

（3）双手抱肩打圈，揉捏按摩肩膀，消除肩膀累积的压力。

（4）五指分开分推肋骨，用力推下后拉回，反复10～15次。

（5）虎口划肩胛骨10次，转向另一侧重复10次，而后肩胛骨打圈10次。

（6）用一手大拇指沿颈部两侧依次向下平均地指压。

（7）在脊椎的一侧同时用两手大拇指从颈部下方沿着脊椎按压，按到尾骨后按同样的方式按脊椎的另一侧，按压的点尽量平行。按压距脊椎1cm处，快速按压能达到刺激的功效，缓慢按压有助于松弛肌肉。

（8）两手拇指分别按在脊椎的两侧距脊椎1cm处，往下向外慢慢地移动，从尾椎开始按到颈部下方为止。缓慢按压，从指压点散发能量。

（9）两手拇指分别按在脊椎的两侧距脊椎1cm处，往上往外慢慢地移动，从颈部的下方开始到尾椎为止。

（10）背部划打圈到腰部，再划回来到肩颈。

（11）单手掌交替推脊柱到尾骨3次。

（12）拇指交替推脊柱10次，接按揉动作。

（13）单手掌交替推肩部5次。

（14）放松动作从腰部拉回肩部，然后从手臂推到手心，从手指推到掌心，反复4次。

以上全部按摩过程重复 2～3 次。最后颈背部敷上熏香湿毛巾，停留 1 分钟后结束治疗。

2. 后腿部芳香按摩

取俯卧位，先做一侧腿部皮肤清洁。从保温箱中拿出熏蒸迷迭香毛巾或者香草汤浸泡过的湿热毛巾，横放在臀部，稍微冷却，双手推毛巾沿腿部内侧向踝部运动，至踝部后转向外侧，拉回臀部。按摩方法如下：

（1）将按摩精油乳霜涂擦在后腿部，分 3 次均匀平铺，分 4 部分由臀部推至踝部两侧拉回，3～5 次。

（2）双手掌由踝部交替向上推，从腿部两侧拉回至踝部。

（3）单手掌交替上推腿部一侧，再推另一侧，2 次。

（4）双手平分压下，转手用肘拉，分两侧下推，一直到大腿，从两侧拉回至踝部，2 次。

（5）双手在腿部做转圈动作，从两侧拉回至踝部，2 次。

（6）双手拇指平行上推到臀部下方点按，再从两侧拉回至踝部，2 次。

（7）双手掌交替拉抹到臀部，再从两侧拉回至踝部，2 次。

（8）双手在足底交替下滑，然后一只手握住足跟部，十指下滑抹推足部，拇指推足心部，双手交替推足跟部，最后从足部拉下结束。

以上全部按摩过程重复 2～3 次。最后腿部敷上熏香湿毛巾 1 分钟，再重复步骤（1）按摩另外一侧，结束治疗。

3. 面部芳香按摩

清洁面部皮肤，从保温箱中拿出熏蒸迷迭香毛巾或者香草汤浸泡过的湿热毛巾，由下巴盖至前额，轻捂1分钟。如需要，可以用手轻轻按住毛巾增加热度。按摩方法如下：

（1）将精油按摩乳霜涂覆到面部，由下颌开始，依次涂覆嘴唇周围、鼻子周围，再到前额，从前额沿两侧向下回到下颌，重复6~8次。

（2）在两眉弓之间由鼻梁至前额用手指做交叉按摩，然后转为双手拇指相对挤压，重复3~6次，依次按摩整个额头。

（3）双手沿鼻子的两侧向下滑动按摩，手指做圆圈动作，沿着颧骨刺激压力点，重复3~6次。

（4）双手手指在脸颊部画小"8"字，手指稍加压力，逐渐滑向下巴及前额部，重复3~6次。

（5）以一只手转圈按摩同侧眼睛的眼眶，重复3~6次，然后盖住眼睛，最后拍打眼外侧结束动作，重复4~5次。换手按摩另一侧眼睛。

（6）轻轻地揉捏下颌轮廓线，双手拇指相对挤压下颌，并在下颌处做交叉式按摩。

（7）双手拇指与食指捏起上下嘴唇周围的皮肤，一只手轻轻牵动嘴角，重复4~6次，放松唇部周围肌肉组织。

（8）双手四指并拢，与手掌一起轻轻地由上至下叩抚下颌，并沿下颌轻叩至面颊，最后再次回到下颌，重复4~6次。

（9）食指及中指轻抚面颊两侧面部轮廓线及面颊部

位，重复 4~6 次。

（10）手背部由下颌角至太阳穴，沿面部轮廓线轻抚按摩，重复 4~6 次。

（11）轻轻按摩耳朵的外侧，并向前推按，重复 4~6 次。四指并拢，稍加力沿颈部一侧由耳朵到肩部、手臂滑动按摩，重复 4~6 次后按摩另一侧。

以上全部按摩过程重复 2~3 次后，在手心滴一滴薄荷精油或柠檬精油，迅速摩擦双手，轻轻置于受术者鼻子上，停留 30 秒，最后敷上熏香湿毛巾 1 分钟，结束治疗。

4. 手臂部芳香按摩

取仰卧位，先做一侧手臂部皮肤清洁。从保温箱中拿出熏蒸迷迭香毛巾或者香草汤浸泡过的湿热毛巾，对折后放在肩部，稍微冷却，双手推毛巾向手腕部运动，再拉回肩部。按摩手法如下：

（1）将按摩精油乳霜涂擦在手臂部，分 3 次均匀平铺，分 3 部分由腕部按压到手臂上，从肩部拉回至腕部，3~5 次。

（2）一只手托手腕处，另一只手向上推至肩部，再从手臂背部拉回至腕部，3 次。

（3）拇指分别推手臂腹侧、背侧及外侧三条线，然后绕肩从手臂拉回至腕部，3 次。

（4）双手拇指由掌心推到五指，分推五指缝。

（5）双手拇指由手背按揉到五指，由手指部拉下。

以上全部按摩过程重复 2~3 次。最后手臂部敷上熏香湿毛巾 1 分钟后，再重复步骤（1）按摩另外一侧，结束治疗。

5. 胸部芳香按摩

取仰卧位，先做一侧胸部皮肤清洁。按摩手法如下：

（1）将按摩精油乳霜涂擦在胸部，分 3 次均匀平铺，双手按压至胸部，至腋下拉回至正中线，3～5 次。

（2）手掌在一侧胸部打圈按摩 8～10 次，转为另一侧重复操作，而后双手按压胸部，至腋下，拉回至正中线。

（3）手指提拉一侧胸部 8～10 次，转为另一侧，双手按压至胸部，至腋下拉回至正中线。

（4）双手掌交替扶掖胸部，点按乳根、期门、膻中等穴，双手按压胸部至腋下，拉回至正中线。

以上全部按摩过程重复 2～3 次。最后胸部敷上熏香湿毛巾 1 分钟，结束治疗。

6. 腹部芳香按摩

取仰卧位，从保温箱中拿出熏蒸迷迭香毛巾或者香草汤浸泡过的湿热毛巾对折后放在腹部正中，稍微冷却，双手推毛巾向一侧，拉回腹中线，再推向另一侧。按摩手法如下：

（1）将按摩精油乳霜涂擦在腹部，分 3 次均匀平铺，双手直接分推腹部至两侧拉回。

（2）单手掌在腹部划大圈按摩，30 次。对于体态偏瘦的人，逆时针方向划圈，行补法；对于体态偏胖的人，顺时针方向划圈，行泻法。

（3）双手掌交替推腹部一侧，10 次；再交替提拉另一侧，10 次；最后双手分推腹部至两侧拉回。

（5）双手拇指从腹中线向两侧弹拨肋骨，双手掌拉回，然后拇指平行从肚脐向上推 10 次。

（6）双手拇指点按上脘、中脘、下脘、天枢、大横、气海、关元等穴。

以上全部按摩过程重复2~3次。最后腹部敷上熏香湿毛巾1分钟，结束治疗。

7. 前腿芳香按摩

前腿的按摩手法与后腿基本相同，由于前小腿肌肉组织较薄，按摩手法以大腿为重点，按摩至膝盖处，并点按膝盖旁边的穴位即可。

第三节　淋巴按摩疗法

一、淋巴系统简介

淋巴系统是机体的免疫系统，具有清除体内毒素的功能和作用。人体健康最大的威胁源自于毒素，淋巴引流就是一种通过特定的手法促进体内毒素的清除、加强自身免疫功能、恢复和保持身体健康的按摩方式。淋巴按摩能够将全身淋巴系统作一次加强循环，疏通阻塞，增强体质。

二、淋巴按摩疗法的禁忌证

淋巴引流的意义就是将淋巴液排出，排泄组织间的废物，但并非所有人均适合此疗法。肝脏功能下降、发热、新近外伤创口未愈或发炎，或患有静脉炎、湿疹及癌症患者不宜采取淋巴引流疗法。女性经期、孕期需谨慎操作。按摩前后30分钟忌暴饮暴食，12小时内不宜饮酒、服药等。

三、淋巴按摩疗法的操作方法

淋巴按摩治疗手法比一般缓解筋骨酸痛的指压更为轻柔，按摩力量不会太大。因为淋巴管靠近体表，与血液循环不同，它是依赖肢体牵动所产生的肌肉压力前进，故引流手法是一种轻抚有流动感的方式，如果力道太强或做定点压迫反而会造成淋巴液滞流，应用平稳力道在穴道上按摩，再经由淋巴结将毒素排出体外。淋巴管周围组织对淋巴管的压迫能推动淋巴液的流动，肌肉收缩及外部物体对身体组织的压迫和按摩等都能增加淋巴液的回流量。淋巴按摩手法主要是沿着淋巴的回流方向，向人体淋巴结的主要聚集处进行按摩。

（一）全身淋巴引流按摩

淋巴引流的操作要点是将淋巴液导引至淋巴结聚集区附近按摩时不可反推，要朝单一的方向进行。淋巴结的位置分别是：小腿淋巴结在膝盖后方，腹股沟淋巴结在鼠蹊部，腋下淋巴结在腋窝，滑车上淋巴结在肘内侧，锁骨淋巴结在锁骨下方，深、浅颈淋巴结在颈部，下颌下淋巴结在下颌骨下缘，前耳郭及耳后淋巴结在耳朵前及耳朵后。按照由足部、前小腿、前大腿、腹部、手臂、面部颈部、足部、后小腿、后大腿、背部的顺序进行引流按摩。

全身淋浴或泡澡后，用温热毛巾擦净全身，选择薰衣草、杜松、柠檬草、天竺葵或迷迭香等精油均匀涂抹在按摩部位。具体操作如下：

（1）取仰卧位，在足背第2、3指的连接处用双手的大拇指按压，再顺势往上滑动至足背上缘，5次。

（2）双手环扣住小腿，四指在前，拇指在后，由下往上推，由踝部推至膝盖，5次。

（3）双手手心朝上，呈环状扣住膝盖，四指在后，拇指在前，以四指轻压膝盖后方凹陷处，拇指轻压膝盖前方凹陷处，顺势往上推至大腿，5次。

（4）双手拇指施力，由膝盖上沿每隔2cm处轻按5秒后松手，由下向上反复按压至鼠蹊部位，5次。

（5）左右手交叠（左手掌压在右手背上），自胸骨剑突部轻推至腹部，对腹部进行顺时针方向的大圈按摩。行动宜缓慢而有律动，可配合慢板抒情音乐的节拍按摩。

（6）在右腋窝凹陷处，以四指指腹连续轻轻按压7次，而后换左手按摩左腋窝。

（7）双手掌在一侧颈部交替推5次，而后再推另一侧颈部。

（8）取俯卧位，双手环握足背，双拇指按压足背，顺势向上滑动，5次。

（9）按上法顺序按摩至背部，完成治疗。

（二）局部淋巴引流按摩手法

1. 眼部排毒按摩手法

（1）清洁皮肤，滴2滴精油在手指指腹上，双手手指互相摩擦，温热精油。

（2）由上眉骨处开始，用手指指腹以弹钢琴的方式由内至外地绕眼周弹动，最后在太阳穴上轻轻按压。

（3）以中指指腹轻轻地由内而外顺着眼窝轻滑至下眼角，重复动作3次，并在第3圈时滑至太阳穴，按压15秒后移至眉头下方处完成动作。可促进眼周的血液循环，加速眼部的排毒。

2. 面部淋巴按摩手法

（1）清洁皮肤，用香草汤温热毛巾按敷面部，滴2滴精油在手指指腹上，双手手指互相摩擦，温热精油。

（2）以锁骨、脸部与耳际交界处为重点，先从鼻翼两侧深缓按摩至耳际，最后再由额头沿着脸颊侧边慢慢到锁骨。

（3）以相同的手势由鼻翼按摩至太阳穴，再由下颌往面颊处画圈，最后以手掌包覆整个下颌，来回滑动至耳根处轻压结束。

3. 面部淋巴紧肤按摩手法

（1）清洁皮肤，用香草汤温热毛巾按敷面部，滴2滴精油在手指指腹上，双手手指互相摩擦，温热精油。

（2）用除大拇指以外的四手指按压太阳穴，至颊骨，眼部是从内眼角向外眼角按摩。

（3）下颌下有重要的淋巴结，用两手大拇指从下颌中央开始向耳下按摩。坚持按摩对于脸部线条的调整非常有益。

（4）耳垂后的凹陷处被称为"耳下腺"，此处最容易堆积老旧废物。先用中指按压，然后顺着颈部肌肉的走向向下按摩。

4. 背部淋巴引流手法

（1）清洁皮肤，用香草汤温热毛巾按敷背部。

（2）双手在背部把精油均匀铺开。

（3）双手呈蝴蝶翅膀从腰椎推至胸椎，再双手分开推滑至腋下停留3秒，从两侧收回。

（4）双手呈爬山式从腰侧向脊椎方向交替推按至前臂，做完一侧再做另一侧。

（5）双手从下往上以"8"字形推按，在肩部交叉，推至前臂，再从两侧收回。

（6）轻揉颈部，放松肩胛骨，双手重叠从颈椎推滑至尾椎，结束操作。

5. 胸部淋巴引流手法

（1）清洁皮肤，用香草汤温热毛巾按敷胸部。

（2）双手在胸部把精油均匀铺开。

（3）双手绕肩至肩后颈部，揉按风池穴。

（4）双手拇指、食指轻拉锁骨，重复3次。

（5）双手掌在锁骨横位放平，一手退一手进推至左腋下，先交替推抹数秒后，再双手重叠提拉数秒，重复3次。右侧同左侧操作。

（6）双手掌在左边颈部交替推滑数次，一手托住下颌，一手顺颈侧推至腋下，提拉数秒，重复3次。右边颈部同上。

（7）双手在整个颈部交替推数次，推至胸锁乳突肌停留数秒，再分别推至两边腋下。

淋巴引流按摩可与水疗法配合进行。多采用三段式泡法：先将膝盖以下部位浸入水中3分钟，再将腰部以下浸入水中3分钟，然后再将颈部以下全部浸入水中，约10分钟。

四、淋巴按摩疗法的疗效

淋巴按摩可预防和解除各种病症：人体新陈代谢所产

生的毒素是疾病产生的一个主要因素，而淋巴系统能分解这些毒素，起到排毒的作用。如果经常进行淋巴按摩，保证毒素积累的速度不超过排毒的速度，就能够预防疾病的发生。

淋巴按摩还具有美容效果。淋巴按摩后，淋巴液就能够顺畅地流动循环，体温就会上升，因而便会出现两种对美容有益的结果：第一是代谢状态良好，容易瘦身；体温上升1℃，基础代谢便会提高13%，基础代谢提高就会增加热量的消耗量，从而增强减肥效果；第二是平衡激素分泌，使肌肤富有弹性，消除粗糙的肌肤与细小的皱纹。

第四节　瑞典式放松按摩疗法

一、瑞典式放松按摩疗法的简介

瑞典式放松按摩是一种经典的循环按摩，亦称古典按摩，很大程度上是由最初的抚摩来定义的。传统的瑞典按摩主要运用五种抚摩（轻抚、揉捏、摩擦、叩抚、震动）及其变化形式，采用宽大的平扫式的手法，促使更多的血液流过肌肉组织，提高新陈代谢的效率，以达到放松和治疗的效果。

瑞典式放松按摩是目前欧洲国家主要按摩手法之一，也是传统欧式按摩的基础。以瑞典式按摩为代表的欧式按摩，依据的是人体解剖结构学的原理。欧式按摩美疗师认为，人体受外界各种因素刺激产生疲劳、记忆力下降、内分泌失衡、血液循环系统及免疫能力下降等不适症状，与人体神经敏感度降低有关。而人体的神经、血液、淋巴循环系统又很脆弱、敏感，不适合大力推压。因此，欧式按摩推崇依据神经感应回复原理，强调手法轻柔，强调纯粹人工手技，从各方面综合调理身体机能和内分泌平衡，通过加强副交感神经系统的活动，使身体迅速地松弛下来，回复正常生理代谢功能。

瑞典式放松按摩疗法也是一种作用在软组织上的按摩，从肌肉和主要的淋巴着手，结合坚实的搓捏和圆揉的按摩技巧来改善循环、放松肌肉，以中度压力按摩，其温柔流动的轻捻手法配合穿插深层肌肉按压，柔中带刚。其主旨是放松，通常全身的瑞典式按摩能带来全身的、整体的、连续的松弛感，适合于因突然运动、疲劳等引起肌肉酸痛的人。

二、瑞典式放松按摩疗法的常用手法

传统的瑞典式按摩利用精油按摩肌肉，增强体液循环，缓解肌肉紧张及疼痛，促进体内的新陈代谢。瑞典式按摩包含着大量的按摩手法，其中最主要的是 3 种基本技术——轻抚法、揉捏法和摩擦法。通常从足心或手心开始，以轻压、揉捏、摩擦、叩抚、震动等手法，以中等力度缓慢而稳定地进行按摩，沿着血液流向心脏的方向推动。

1. 基本手法

（1）抚法：是一种平滑流畅的按摩手法，作用于皮肤表面，常用于预热身体组织、缓和神经系统以及放松紧张的肌肉。根据治疗的目的和患者的喜好，采用不同程度的压力。操作者以单手或双手手掌在患者皮肤上往各方向推动。同时可以配合按摩油，以防止摩擦。

（2）压法：以比抚法再重一点的压力稳定地压在皮肤上，使皮肤、皮下组织及深层肌肉受到推动及扭挤的效果。

（3）敲法：以较重的压力和较快的速度交替叩击皮肤以产生刺激的效果。

（4）叩法：用掌或拳叩打肢体。此法操作者易控制力度，掌握不同的刺激力度。

（5）推法：以双手拇指沿身体淋巴、肌肉走向推动淋巴液流动，能促进血液循环，加速排除毒素。

（6）摩擦法：摩擦可以生热，热能使肌肉放松。操作者用手指或手掌点压皮肤，在患者身体局部进行往返摩擦刺激，至局部出现温热感觉。此法常用来放松被压缩的肌肉纤维，重新调整瘢痕组织。

（7）揉捏法：即以单手或双手揉捏身体局部的皮肤和肌肉。揉捏法力量深入透彻，能够刺激到身体深部，可进一步放松肌肉和加快体液流通。此法有单手和双手等变化。

（8）牵引法：操作者握住患者肢体，牵引被操作者的手臂和腿，有时也牵拉头部。牵引法可延伸被操作者的肌肉，是常用的放松肌肉的好方法，但需掌握适当的力度，否则会损伤严重。

2. 变化手法

（1）叠瓦片法：操作者将一只手放在另一只手前大约13～20cm的位置，通过滑动使后面的手重复前面一只手的按摩动作，是抚法的一种变化手法。

（2）游泳法：操作者将双臂平行地放在背部终端，身体重心前移，双前臂分别向两边活动碾压，直到双前臂展开的程度与肩同宽；再缓慢回收，回收时操作者的双臂仍与患者皮肤保持接触。游泳法是压法的一种变化手法，通常用于背部和大腿。

（3）大拇指交叉滑动法：操作者用双手大拇指采用汽车雨刷的动作，按照同一条线路交替按压皮肤。此法一般用于身体上较小的部位，例如手掌、脚掌以及膝盖附近等。

（4）排毒法：操作者用双手环握手腕或脚踝，大拇指相对平放在肢体内侧，与食指围成一个圆圈，紧贴着肢体周围的皮肤向内用力，同时向肢体的近端往上推，到达肢体的近端后，双手分开，沿着肢体的内外侧面向下滑动，回到起始点。此法多用于四肢。

三、瑞典式放松按摩疗法的作用

瑞典式放松按摩疗法通过手法治疗在神经、肌肉、呼吸系统和血液及淋巴循环系统上产生疗效，达到排除毒素、舒缓紧绷的肌肉和缓解压力的目的，带来身心的深度松弛和镇静效果，尤其适合体质较差、紧张忙碌无规律、用脑及用眼过度的人士。瑞典按摩疗法作用广泛，多适用于亚健康状况、局部肌肉酸痛、情绪紧张低落等人群。在操作时，多配合植物精油一起使用，通过震动、轻拍、摩擦、滑动等技术，将精油渗透到肌肉里，从而改善血液循环，改进肌肉的灵活性。

第五节　深层组织按摩疗法

一、深层组织按摩疗法的简介

压缩而引起向肌肉紧张可导致血液和淋巴液在体内的流动受抑制，使得肌肉无法摄入充足的氧气和营养物质来满足自身对能量的需求，产生的代谢废物也无法通过体液循环排出，从而会使肌肉因为营养的缺乏和废物的堆积而中毒。因此不但影响了肌肉收缩和伸展，还会刺激神经末梢，产生痛感，削弱免疫系统，导致虚弱。深层组织按摩的基本作用，就是通过对相关的肌肉系统进行按摩，降低深层组织由于长期压缩而引起的应激水平。

肌肉群长期处于收缩的状态还会阻断作用在骨骼上的对称的平衡力量。当身体的某一区域长期处于不平衡的状态，软组织的整体性就会遭到破坏。为保持身体的平衡状态，应力点附近的筋膜组织出现增厚，部分韧带维持拉紧状态，以支撑偏离位置的关节。一旦做快速、大力量的动作时，紧张的肌肉纤维极易撕裂，尤以肌腱的结合处以及肌腱与骨膜的结合部易出现损伤。深层组织按摩就是通过对肌肉施以缓慢有力的手法，使掌控肌肉长度的神经感受器得到重新校准，释放筋膜之间的粘连和减少瘢痕组织的积累，消除因为收缩的肌肉和被挤压的筋膜所引起的对骨骼的不均衡牵拉，而使身体回到轻松平衡的状态。

二、激发点

激发点就是有刺激感觉的小片区域，该区域内是受劳损的肌肉组织。它们具有疼痛、虚弱或麻木的感觉，并传递到周围或远处的肌肉组织。

1. 激发点的形成

激发点是向身体其他部位放散疼痛且张力高度聚集的点，多由于肌肉的劳损或外伤引起的。激发点的存在，表明该区域的肌肉呈过度缩短状态，受损害的肌原纤维内部积累的代谢废物无法排出，刺激神经末梢向肌梭输入一个放大的信号，并通过神经通道反馈进入周围神经系统，沿着神经通路传递的脉冲在肌肉的特殊部分产生了痛感。

按压激发点时可出现局部压痛，活动性激发点即使没有刺激也可出现疼痛或特征性牵扯痛。激发点可见于瘢痕组织、肌腱、韧带、皮肤、脂肪垫、关节囊、骨膜及肌肉或以上这些组织与肌肉的连接处。肌腹、肌腱连接处、肌腱骨膜连接处及肌腱是激发点的多见部位。

2. 激发点的位置

激发点可以是主动的、隐匿的或呈放射状的，其位置可以通过两种途径来确定：

（1）激发点对触摸特别敏感。当治疗师的手指拨动肌纤维束时，紧张的肌纤维束中的激发点会发生痉挛或疼痛。若在活动期内，激发点本身也会产生疼痛感，这种痛感放射至远端的特殊区域里，叫做牵扯性疼痛区。

（2）通过激发点参考模型预期到激发点的位置。部分肌肉、激发点及牵扯模式如下：

胸大肌：激发点位置位于锁骨处，胸大肌外侧缘，前三角肌下缘，疼痛牵扯模式沿前三角肌及深入至激发点部位；或胸骨旁，第3~5肋间靠近胸小肌附着处，疼痛牵扯模式深入胸前并向下至手臂。

肱二头肌：每头的下 1/3 可能有激发点，疼痛可牵扯整个肱二头肌至前三角肌。

手及手伸肌：疼痛停留在肘部附近肌肉，可涉及外侧髁并沿前臂到腕及手部。

竖脊肌：最长肌及髂肋肌是最可能的位点，疼痛向上可沿肩胛骨缘及两肩胛骨之间，向下可至腰部、髋部及腹部。

三、深层组织按摩法

（一）横跨纤维按摩法

横跨纤维按摩法多用于深层按摩系统的热身过程，其显著特点是，按摩手法所施加的力是与肌肉纤维垂直的，而不是平行的，可以释放发生在肌纤维束中的粘连。与平行肌肉纤维的动作相比，治疗师能够更有效地探查到肌纤维的状态。若与瑞典式按摩技术相结合，可使肌肉群进一步放松，并消除肌筋膜的活动限制。

1. 指尖耙法

治疗师手掌呈握杯状，手指弯曲略微分开，五指指尖置于目标肌肉上，指尖推动前进方向与肌肉纤维成 90°，用持续的往复运动在肌肉两端之间的全部长度上按摩。

2. 滚压法

此法要用到整个大拇指，从鱼际直到拇指的根部。治疗师将整个手掌贴合于目标肌肉上，大拇指自然舒展开，约与手掌成 60°，大拇指的长度方向与肌纤维方向一致。手掌做往复运动的同时，大拇指横跨滚压肌纤维，使肌纤维束相互之间产生滑动，将肌纤维舒展开。每次采取 4~5 个往复动作覆盖肌肉的全部按摩区域，在同一区域上，横跨肌纤维按摩手法不能连续执行 5~6 次，否则会导致皮肤发炎。

3. 摩擦法

用来放松被压缩的肌肉纤维和重新调整瘢痕组织。治疗师用手指或手掌点压皮肤，使用持续而稳定的压力作用在肌肉或筋膜上，用圆圈动作分离开粘连的肌纤维。采取摩擦法时，目标肌肉上方的皮肤不易产生单独的滑动，但易引起疼痛。

（二）结缔组织按摩法

1. 直接结缔组织方法

用于放松浅筋膜（如皮下疏松结缔组织）的粘连区域，解除浅筋膜的结缔组织轻度限制；或预热组织，作为治疗深部筋膜粘连的前奏。适用于慢性感染组织及慢性疼痛。

（1）常用手法：包括按压法，皮肤滚动法、牵张法、叩击法和刮擦法等。

按压法：治疗师用力将肌肉及周围的筋膜层向骨骼按压，持续 8~10 秒钟，可以随着患者疼痛的减轻而增加压力，按压节律顺从患者的自然呼吸进行。此法可用于全身，常用于肌筋膜按摩的开始阶段，预热组织。

皮肤滚动法：治疗师用双手拇指及四指捏住浅筋膜，将浅筋膜捏起，用大拇指向前推，使皮肤在手指之间滚动，以此来放松皮下组织。此法在操作时要保持拇指与腕部在同一直线上，由患者的组织放松程度指导按摩的速度。此法可用于全身，常用于背部，提拉、滚动动作需缓慢，先选择较容易提拉、滚动的区域行手法按摩，再慢慢转向粘连的区域，禁止对身体组织强行用力。

牵张法：治疗师将两手沿目标肌肉放置，并向前倾压，利用身体重心的转移，向相反方向机械牵拉肌肉与筋膜，使组织在手下分离。当牵张法用于胸骨上时，手指要分开以适应肋骨的走向。此法常用于特别紧张的筋膜区或因疼痛而不能施行皮肤滚动法的区域，如腰筋膜区、胸骨附近或髂胫束；谨慎用于大腿前后筋膜间隙，避免引起前筋膜室间隙综合征。

叩击法：以被动牵张受损肌肉开始，治疗师两手沿受损肌肉放置并向前倾压，直到出现第一个抵抗处，连续叩击10次，频率应在1~5秒/次。

刮擦法：用拇指指腹、指关节或手指刮擦骨或韧带区，通过结缔组织层下沉来平复深部组织。此法多用于有骨的部位，如踝关节、膝关节或任何骨关节区，以及韧带区如髂胫束区。

（2）变化手法：又称软组织松动技术，为附加的直接结缔组织技术，大部分是皮肤滚动法或牵张法的变化。包括交叉纤维摩擦法和丁叩击法等。

交叉纤维摩擦法：治疗师用手指、手掌或身体其他部位向下按压肌肉，并沿垂直肌纤维的方向移动，覆盖下层组织的皮肤。此法用于防止或软化肌筋膜与韧带、骨骼的粘连，平整肌腱与腱鞘之间的粗糙平面或瘢痕组织，使软组织更强韧、更有弹性。

J叩击法：治疗师首先用手指指腹通过向各个方向牵

拉来评估皮肤的活动性，当遇到阻力或限制时，以迅速的动作使用对抗力通过限制，以"J"型动作结束，"J"型的钩可以朝任一方向。然后再用手掌检查各个方向皮肤的活动性，若限制没有完全放松，重复J叩击法，可呈星形放射模式多次重复，直到限制软化。此法常用于放松对皮肤滚动法无反应的浅表结缔组织的限制或粘连，可增加全身任何部位的皮肤的活动性。

2. 间接结缔组织按摩方法

间接结缔组织按摩方法是使用轻柔的运动手法，如摇摆、振动或牵引四肢、头部等，来放松受限的结缔组织。当机体的某一部位创伤太重或是太疼痛的时候，用直接方法按摩会引起疼痛和加倍的防御反应。保持身体自然移动的位置，避免导致疼痛的体位，使机体放松的状态下使用间接结缔组织按摩方法。此法在远离创伤区的部位行手法操作，可促进疼痛或急性炎症区的愈合。

（1）振动法：包括推挤摇摆法和震颤法等。

推挤摇摆法：治疗师用手指、肘关节或前臂振动结缔组织，其中推挤是有节奏地用整个身体来完成动作，摇摆包括上下、左右和环形运动。此法可用于全身，通常用在背部、臀部，对通过激活副交感神经系统达到深部放松尤其有效。

震颤法：治疗师用手指提起目标肌肉，以轻度按压开始，同时施加一个上下震动的动作，肌肉或关节越大，动作幅度越大。此法适用于肩、髋、四肢关节及腹胸部肌群。

（2）牵引法：治疗师用手握住患者的头部或肢端，采用轻柔缓慢的手法，用全身的力量纵向牵拉伸展。在纵向牵引时，治疗师按肌纤维排列方向牵拉，并顺应关节的细微活动，才能达到放松状态。同时配合患者的呼吸运动进行牵拉能够避免肌肉的保护性痉挛。此法适用于颈部、脊柱、髋关节或肩关节。

四、神经肌肉按摩疗法

神经肌肉按摩疗法是深层组织按摩的特殊形式，专门治疗肌肉功能障碍的特殊表现形式（即激发点），可减轻激发点上的炎症，控制疼痛并降低身体的应激水平。神经肌肉手法技术强调激发点、疼痛及痉挛的放松，包括不同的技术，如深部按压法、深部轻抚法和间断低温法。此法可用于身体的任何部位，也可联合其他按摩手法以达到最佳效果。

（一）激发点放松的基市手法

治疗师用手指或肘部对激发点或牵扯性疼痛区域直接施加压力，直到遇到阻力，治疗师保持脚跟、踝、膝、髋、肩、鼻至头顶在一条直线上，维持压力或逐渐加压，等待组织放松变软，力度以患者表现出中等程度的疼痛反应为度。持续静态按压手法保持 8~12 秒，在保持静态压力的过程中，患者会感到疼痛持续减轻。每隔 1~2 秒钟，根据患者疼痛反应调整压力。放松的指征为按摩区域变软、伸长，变成螺旋形或抽动，并且患者自觉疼痛减轻。

如果第一次没有放松，可以在同一部位重复 2~3 次，若仍没有放松，那么不再重复，继续下一个部位。对每个激发点的按摩不超过 1 分钟。消除激发点之后，立即拉伸目标肌肉，使其恢复到自然长度，肌肉中恢复到自然长度的肌束越多，肌肉中隐含的激发点就越少。

（二）基本肌肉能量技术

（1）长收缩后放松：拉长目标肌肉，直到遇到第一个阻力屏障，指导患者自主对抗肌肉拉长 8~10 秒，放松后再次拉长目标肌肉，重复 3~5 次，在牵张（放松）状态下结束。此法用于拉长缩短的肌肉、筋膜及释放激发点。

（2）收缩松弛：拉长目标肌肉，直到遇到第一个阻力屏障，在原屏障处重复 3~5 次。用于放松高度紧张的肌肉，增加肌肉的感觉及评估无力或疼痛。

（3）交互抑制：拉长目标肌肉，直到遇到第一个阻力屏障，然后治疗师改变手的位置，向拮抗动作方向施推力，直到患者对抗收缩 8~10 秒，然后随患者放松再次被动拉长，重复 3~5 次以牵张（放松）结束。此法可用于收缩想要放松的拮抗肌，常用于急性病例，如患者稍微用力致肌肉收缩时都会导致疼痛的情况。

（4）收缩松弛并对抗收缩：交替施行等长收缩后放松并交互抑制手法，重复 3~5 次，以牵张（放松）结束。此法多用于慢性疾病中牵张粘连、拉长结缔组织及降低肌肉张力。

（三）肌肉组织按摩手法

深层组织按摩治疗的目标是释放被压缩的肌肉。肌肉的放松是从浅表向深层循序渐进地进行的。此法是通过对肌肉缓慢有力地挤压，并伴随沿着肌肉长度方向逐步深入的按摩动作，缓慢地拉伸肌腹中的肌纤维，相当于对肌肉做连续拉伸。

这是专门用于拉伸被压缩肌肉的深层组织按摩手法，要按照平行于肌肉的方向施加到患者身上，称之为展长法。实施展长法一定要缓慢，否则会引起肌肉的拉伸反应，使肌肉做进一步的收缩，导致无法达到治疗目的。

1. 对肌腹的按摩

（1）拉伸法：治疗师使用手指、指关节、掌根、大拇指、肘部或前臂进行缓慢滑动的按压动作，滑动方向与肌肉纤维的方向平行，从肌肉的起点开始到肌肉与骨骼的附着点为止。这是舒张被压缩的肌肉，使其恢复原有长度的基本技术。

（2）延展法：治疗师使用手指、指关节、大拇指或肘部对小范围肌肉纤维的异常情况进行触诊。可从紧张的肌纤维束到精确测定激发点等各种情况。包括①纵向运动：平行于肌肉纤维的方向做直线运动，每次运动约 2.5cm 左右；②横向运动：垂直于肌肉纤维的方向做直线运动，每次运动约 2.5cm 左右；③纵横结合：双手大拇指做一次纵向运动，再做一次横向运动，覆盖大约 2.5cm×2.5cm；④扇面运动：双手手指向两侧做扇形运动，宽度大约 7.5～10cm。可用于舒展筋膜组织。

（3）静态按压：治疗师使用手指、指关节或肘部在身体表面以 90°角直接按压肌肉。多用于肌肉纤维强烈收缩的部分，也可用于激发点的治疗和针压点的治疗。

（4）移位法：治疗师使用拇指和其余四指对捏起一部分肌肉组织，用手指捻动肌肉，达到放松其中粘连部分及肌纤维束中激发点的目的。

2. 对肌腱的按摩

治疗师可使用大拇指、肘部、手指或指关节对目标肌肉进行按摩，此法要向着肌腱和骨骼的附着点，对肌腱进行按摩。横跨肌腱做小幅度的横跨纤维按摩，对肌腱与骨骼的附着点做静态按压。

3. 对肌肉的按摩

沿着肌肉的边缘用剥离的手法对肌肉进行按摩，即用大拇指、肘部或指关节做伸长法按摩。

（四）冰摩擦法

冰摩擦法也称间断低温法，也是一种用于放松激发点的方法。具体操作为：将冰块外裹塑料纸，以单相平行滑动的方式慢速施行于肌肉组织上。多用于急性炎症区内或周围的激发点。

五、深筋膜的直接结缔组织按摩法

深筋膜层至少有 3 个不同层次，由占支配地位的肌纤维方向来决定，分为浅层、中层和深层。韧带、肌腱和肌腱鞘，以及肌内膜、肌束膜和肌外膜都是结缔组织的连续结构，包绕每个肌细胞、肌束及整块肌肉。肌肉经手法放松后，若被束缚在一个无法移动的紧张且有粘连的结缔组织鞘内，则无法维持最大的松弛长度，容易恢复为缩短、收缩的状态。

1. 基础深层直接结缔组织按摩法

所有深层直接结缔组织按摩技术都是由一个基本的叩击方法演化而来，即在精确的方向持续地按压，同时指导患者做关节附近细微的运动。

　　基础叩击法：治疗师以手指、指关节、肘关节或前臂持续按压结缔组织。此法按压身体的力量是由两个方向的力量合成的。一个是向下垂直指向骨骼，深度以患者所能承受为度；另一个是与第一个是垂直，沿着包绕肌肉群的结缔组织方向移动。两个方向的力量融合增加了接触的效果，将向下的力量转化为一个更向前的牵张动作，使结缔组织胶原纤维的牵张最大化，而按压的接触最小化。

　　指导细微运动：治疗师指导患者做关节周围的非常微小的运动。此法可以加强叩击法的效果，促进软组织拉长及放松，使结缔组织更容易吸收直接按压的机械牵张。可用于慢性损伤组织、瘢痕组织或未治愈的陈旧性损伤，禁用于红、肿、热、痛的部位。

　　2. 按摩时叩击的路线及方向

　　持续按压的路线及方向，以目标肌肉的肌纤维及包绕的结缔组织排列方向为依据。部分肌肉组织叩击方法如下：

　　（1）腓肠肌和比目鱼肌：患者俯卧位，治疗师将拇指置于腓肠肌上，向下并向足部持续按压，嘱患者绷直并屈曲踝部，放松后深呼吸。

　　（2）股四头肌：患者仰卧位，治疗师将前臂置于患者股四头肌上，向下并向头或足部持续按压，同时嘱患者屈曲并伸展膝部，放松后深呼吸。

　　（3）腰方肌：患者侧卧位，治疗师将手指、指关节、前臂置于腰方肌上，向下持续按压，同时嘱患者从髋外展大腿，臂上抬过头，放松后深呼吸。

　　（4）腹直肌：患者仰卧位，治疗师将手指置于腹直肌上，向下并向头部、正中线持续按压，同时嘱患者用尾骨向下压，放松后深呼吸。

（5）第 5 腰椎到骶骨：患者俯卧位，治疗师的手环绕成杯形，向下并向头部持续按压，同时嘱患者深呼吸，放松后再次深呼吸。

（6）脊旁筋膜：患者俯卧或坐位，治疗师将手指或指关节置于脊旁筋膜上，向下并向足部持续按压，同时嘱患者用尾骨向下压，若采用坐位则嘱患者双足踩地，放松后深呼吸。

（7）胸锁乳突肌：患者采取仰卧位，治疗师将手指指背置于胸锁乳突肌上，向下并向足部持续按压，同时嘱患者头转向侧位，放松后深呼吸。

六、伸展按摩法

伸展按摩法是通过按摩中的伸展动作拉伸软组织，起到保持肌肉的长度、减轻全身应激水平的作用，并有助于消除受伤肌肉引起的疼痛和不平衡。

在按摩过程中，主要是由治疗师来操控和运动患者的身体。而对于由深层组织所带来的持久变化而言，患者须采取积极的自身运动，以治疗后的新平衡为基准，重新用自主运动来校准反射弧。患者一旦否认，极易回到原有的肌肉形态，削弱治疗效果。

第六节　热石按摩疗法

一、热石按摩疗法的原理

热石疗法是将热石和按摩精油有效结合而进行的一种

美容美体 SPA 疗法，二者缺一不可。用于热石疗法的按摩热石，经过特殊加热后，放置在人体的皮肤或经络上，作用于身体局部和整体系统，通过深层的热传导方式把热力源源不断地输入体内，再经由反射穴的传导，对肌肉组织及关节起到激发调节的作用。

热石按摩疗法的基本材料是热石，热石的原材料采自火山喷发后遗落在火山脚下的火山玄武岩，经采石专家精心挑选出含有对人体有益的矿物质元素及保温功能极佳的热石，经过机器粗加工和精细的人工打磨，依据人体的特征，加工成适合做人体按摩的能量热石。权威治疗师认为，热石蓄热能力优异，酸碱性也最为适当，同时又蕴涵充沛的微量元素、矿物质与磁场能量，最适合用于与人体密切地长时间接触，其产生透热性可促进精油成分的渗透。每一颗热石都依照其个别用途经人工逐一捡拾筛选的，每一个热石都是采自大自然，完全符合了热石按摩疗法的本质需求。

二、热石按摩疗法的禁忌证

热石块能够增强血液循环和淋巴液的流动，常规按摩的禁忌证，如急性疾病、发热、循环系统疾病、皮肤皮损或炎症、近期的软组织挫伤、糖尿病、水肿、深静脉血栓、痛风、神经系统疾病等均不宜应用，此外烫伤、日晒伤等对热耐受不良疾病患者也不宜应用。

三、热石按摩疗法的操作手法

1. 按摩石块

热石按摩疗法中应用的石块既包括按摩时抓在手里的"工作石块",也包括直接放置在身体局部的"留置石块"。石块主要应用玄武岩石块,其热容量较高,不易变凉。按摩开始前,在热石加热锅中加入纯净水,滴入精油,精油含量控制在2%以下。将热石浸泡其中,加热约20分钟温度可根据患者皮肤的承受能力而定,大多维持在54℃~57℃,一般不超过65℃。石头温热后取出置于干净的毛巾上。

工作石块通常要比留置10块光滑圆润,大小适中,以便于操作者握持,进行按摩操作。

留置石块加热后用于留置在局部的身体上,不仅依靠自身的重量压迫该区域,也把热能传递到该区域,使被操作者的身体放松。留置石块相对较大,表面也相对粗糙,一般不用于按摩身体。包括以下几种:

(1)骶骨石:1块,根据被操作者的体位置于其骶骨或腹部。

(2)大椭圆石:4块,比骶骨石略小,用于加热脊柱两边的竖脊肌,也可置于胸肌的根部及或正中线上。

(3)压背石:6~8块,将压背石依次预先排在脊柱两侧,被操作者呈仰卧位,压在所有压背石上。

(4)手掌石:2块,石块表面涂抹按摩油后,置于被操作者的双手掌上留置。

(5)脚掌石:2块,脚掌石有一个平面,可与足弓相契合，更好地与足部贴合。

（6）脚趾石：8块，使用时放在脚趾之间的指缝里。

（7）石枕头：1个，是专门的颈椎按摩工具。

2. 石块按摩操作手法

石块按摩的手法多由轻到重，从最轻的轻抚法开始，依次是揉捏法、挤压法、剥法、压力旋转法、摩擦法、深部组织按摩法、石块振动法、石块轻叩法等。

（1）轻抚法按摩：又称长程按摩，操作者手持石块，将石块的一个平面紧贴着患者，沿身体纵轴由下及上、由上及下依次按摩。需要注意的是，石块需绕行骨骼突出部位，避免损伤。

（2）揉捏法按摩：操作者双手掌中各放一个石块，两手掌心将石块平面按压在被操作者的皮肤上，其余手指拿捏组织、肌肉。

（3）挤压法按摩：操作者双手掌中各放一个石块，掌心将石块平面按压在被操作者皮肤上，两手做相对的挤压动作。

（4）剥法按摩：操作者一只手握住石块，利用石块较锐利的侧面沿肌肉走行方向行剥法。剥法对局部机体的刺激程度比较高，需先将肌肉压短，然后按住肌肉的起始点、止点或肌腹，再对其进行拉伸，有助于松弛痉挛的肌肉组织。

（5）压力旋转按摩：操作者一只手或双手握住石块，掌心将石块平面按压在被操作者的皮肤上，施加压力，同时做旋转动作。

（6）摩擦法按摩：操作者双手各握住一个石块，利用石块较锐利的侧面在被操作者的皮肤上摩擦。

（7）深部组织按摩：操作者一只手握住石块，将石块的侧边放在按摩区域上，待被操作者吸气时，大拇指用力将石块按下去，促进局部肌肉的松弛。然后，一只手握住石块，将石块的平面放在按摩区域上，另一只手的前臂或肘部压住石块，极缓慢地移动。

（8）震动按摩：操作者将一块较大的石块置于被操作者的身体上，另一只手用较小的石块敲击大石块，产生悦耳的音色和轻柔的震动，可放松肌肉，愉悦心情。

（9）叩击法按摩：操作者双手各握一块石块，用石块的平面或侧边轻轻叩击操作者机体，可用于局部穴位的加强刺激。

3. 全身的热石按摩手法

（1）被操作者淋浴并清洁皮肤后，平躺在已安放好留置石块的治疗床上，用毛巾包裹住脚掌石与足部，使石块紧贴在足弓部，将涂上按摩油的双手掌石分别放在被操作者的手掌上，在背面尾骨处安放骶骨石，在脊柱两侧安放压背石。6分钟后结束留置。

（2）按摩腿后部：被操作者取俯卧位，在腿部涂上按摩精油，一腿屈曲90°。操作者一只手握持热石，手指紧抓跟腱，沿腿背侧向下滑动；另一只手握住足跖面及足心部，使足跖屈后再背曲。

（3）按摩腘绳肌腱：将热石放在腘绳肌上靠近腘窝的位置，屈曲小腿直至夹住石块，然后逐渐放松伸直小腿，一手握住热石，由腘绳肌推向臀部，在臀部施以压力旋转按摩。

（4）按摩脊柱沟：两腿后部按摩完成后，移去脊柱两侧的压背石，双手以中等压力将热石压入脊柱沟两侧，缓慢地向骶骨移动；或双手合力将一块石块的侧边压入对侧脊柱沟中，再迅速回退。

（5）按摩背阔肌：一只手令被操作者的手臂向外伸展，手掌外旋，肘部屈曲，另一手握住热石，用热石的平面从腋下直至髋骨部位，由上至下轻抚按摩。

（6）按摩股四头肌：被操作者取仰卧位，在胸部做石块留置，依次在肚脐部安放骶骨石，在胸部安放大椭圆石，安放脚掌石、手掌石后，垫石枕头。操作者一只手抓住患者踝部，另一只手握住石块，在膝盖上方把石块压按入股直肌，向上推行石块，至髂前下棘。

（7）按摩阔筋膜张肌和髂胫束：屈曲一侧膝盖，足部放于另一侧腿的外侧。一手将石块按入髂胫束，从膝盖前的侧面开始，沿腿外侧向上推行，能够伸展阔筋膜张肌和髂胫束。

（8）按摩肱三头肌：操作者一手持被操作者手臂，另一只手用热石的侧边从手臂内侧向肱三头肌侧面推行。

（9）按摩前臂：一手持腕部，另一只手持小石块按压屈肌和伸肌。按摩手指同时，被操作者手掌托一块温热的石块。

（10）按摩颈部：在按摩的过程中，颈部一直处于活动状态。仰卧位时，在颈部前面只能用石块的平面轻柔按摩；俯卧位时，在颈部后面可以使用石块边缘对枕肌、头夹肌、斜方肌等进行深部组织按摩。

（11）按摩面部：用石块的边缘自上而下轻柔按摩面

部，最后将一块热石置于被操作者前额。

最后去除所有留置石块，全身香水喷雾，结束治疗。

四、热石按摩疗法的注意事项

（1）注入适量的水于热石加热锅中，将热石全部浸入水中；一般加入的水量占加热锅容积的三分之二以上。

（2）水的温度控制在 70℃ 左右；如果温度超过 70℃，一定要用隔热手套，用长柄木勺将热石自加热锅中拿出，先让热石稍微冷却至被操作者适合的温度，再放于被操作者其身上。

（3）按摩操作时要特别注意避开骨头凸出部，以防瘀伤。

（4）将热石放在被操作者身上前，务必将其表面残留的水擦干净。

（5）进行热石按摩前，一定要询问被操作者温度是否合适。

（6）在按摩过程中，必要时要调整热石的温度。

（7）做身体按摩时，尽量减少石头之间碰撞的声音，以营造舒适安逸的环境。

（8）热石使用完毕后，将热石表面涂上些许精油，置于干燥容器内，不可让热石在水中过夜。

第七节　足部按摩治疗

一、足部按摩治疗的渊源

远古时代生产力低下，人类均赤足行走，人们发现跑步或舞蹈等活动后，能产生热量，振奋精神，解除疲劳。并发现当得了某种疾病时，足部也有痛觉，而当疾病转好后，足部的痛感也随之好转。在漫长的历史过程中，不断地实践总结经验，形成现代足部治疗理论和方法的基础。

我国是足部疗法起源最早的国家。几千年前的中国就有关于足部按摩的记载。据考证，当年足疗与针灸在我国为"同根生"之疗法。《黄帝内经》中的足心篇之"观趾法"（一种诊疗方法），隋朝高僧所撰《摩河止观》之"意守足"（常擦足心，能治多种疾病），汉代神医华佗著于《华佗秘笈》之"足心道"（意即足底的学问），均说明中国很早就对足部按摩有益于健康有很深的了解。足部治疗在元朝以后传入欧洲。19世纪30年代，美国印古哈姆著《足的故事》专门介绍了"足部按摩疗法"。其利用现代医学方法研究整理有关此种"区域治疗"的理论，在医学界公开发表后，渐渐引起了西方人士的重视。1975年，瑞士玛鲁卡多《足反射疗法》从学术上总结了人类关于足部反射区的自然疗法。1985年，英国现代医学协会正式将足部按摩方法定为"现代医学健康法"，明确了其更高的医学地位。

二、足部按摩治疗的原理

足部按摩治疗是一种非药物疗法，通过对足部反射区的刺激，调整人体生理机能，提高免疫系统功能，达到防病治病、保健强身的目的。足部按摩治疗助于减轻足部疼痛，恢复足部疲劳，增强或促进放松，支持身体平衡。

足部按摩的原理主要有以下四方面：一是血液循环理

论。足部位于人体最底部，血液中的尿酸结晶等有害物质易沉积在足底，不利健康。通过足底按摩，分解沉积在足底的有害物质，可使其通过汗液、尿液排出体外。二是反射原理。"足是人的第二心脏"，人的脏腑器官与足底穴位是一一对应的。足部按摩通过反射区促使大脑传导信号，改善人体内分泌和血液循环，调节生理环境。三是全息论原理。中医以局部观全体，把足看作是人体的全息胚，其上充满了五脏六腑的信息，对足的按摩就是对全身的按摩。四是中医经络学原理。经络学说认为，双足通过经络系统与全身各脏腑之间密切相连，构成了足与全身的统一性。人体十二正经中，足三阴经和足三阳经分布到足部。足部为足三阴经之始，足三阳经之终。这六条经脉又与手之三阳经、三阴经相连属，循行全身。奇经八脉的阴跷脉、阳跷脉、阴维脉、阳维脉，也都起于足部，冲脉也有分支到足部，从而加强了足部与全身组织、器官的联系。通过对足部按摩能刺激调理脏腑，疏通经络，增强新陈代谢，从而达到强身健体、祛除病邪的目的。

三、足部按摩治疗的禁忌证

足疗包括足浴、足部按摩及足底反射区治疗。足浴时，足部血管受热扩张，血容增加。故毛细血管通透性增加，组织间液量增加，急性软组织损伤、下肢水肿、糖尿病足、深静脉血栓形成等患者不宜足浴，鸡眼、足癣、扁平疣等皮肤病患者需谨慎应用。足部血管扩张，可使头部血液供应量减少，脑供血不足患者可能会出现头晕等症状。此时需立即让患者平卧休息，必要时用冷水洗足，使足部血管收缩，以缓解症状。足部血管扩张，可能造成胃肠及内脏血流量减少，影响胃肠的消化功能。饭前足浴可能抑制胃液分泌，对消化不利；饭后立即足浴也会造成胃肠的血容量减少，影响消化。所以，饭前饭后 30 分钟均不宜进行足浴。如果足浴中使用的药物引起皮肤过敏，应该立即停止足浴。必要时可以到医院进行治疗。

四、足部按摩治疗的操作手法

1. 洗脚与泡脚

洗脚：主要起清洁作用，清除足部皮肤表面的细菌、污垢及汗液。操作者用一次性纸巾或消毒湿纸巾清洁被操作者足部，或将清洁用品打出泡沫，搓洗被操作者的足部，同时刷净最趾甲内的污垢，最后用温热毛巾擦净足部。

泡脚时，在泡脚的容器中放入 40℃左右的温水及治疗用品，或应用专用的足疗设备，如带按摩设备的足浴盆或带喷头的冲浪足浴盆，浸泡双足 10 ~ 15 分钟。此法可以增强血液循环，松弛肌肉，放松身心。接着用清洁用品清洗足部，最后用温热毛巾擦净足部。泡脚的治疗用品包括海盐、黏土、矿泥、精油、草药禽畜也、牛奶、蜂蜜等，具有缓解肌肉疼痛、刺激血液和淋巴液循环、促进排毒、消除疲劳等作用。

2. 足部按摩

（1）操作者双手五指交叉对握，交叉的双手夹住被操作者的足部，手指沿内侧缘由上向下用力滑动，10 次。

（2）操作者双肘屈曲，双手交叠平放，掌心向上，双虎口置于足跖骨部，双拇指紧握足部，做背曲动作，保持10秒钟。双手掌向下滑动到足跟附近，牵拉足部做跖曲动作，10次。

（3）双手掌置于踝关节两侧，施加力量打小圈，做旋转运动。

（4）一只手置于小腿胫骨以固定腿部，另一只手置于踝关节背侧以托住踝部，由踝部到足跟部按摩15次，最后牵拉踝关节5次。

（5）双手分别握住足内、外侧缘，双拇指置于足背上，由足趾部沿足背部向下打圈，施加压力旋转按摩。

（6）双手拇指在足跖面打小圈，由足跟向上旋转按摩到足趾，5次。

（7）一只手握住第1跖骨关节，另一只手抓住第5跖骨关节，两只手向相反方向牵拉，15次。

（8）大拇指，由足趾根部开始逐渐向下到足跟部，做横向摩擦运动，5次。

（9）一只手固定足部，另一只手由大脚趾到小脚趾逐次转动1圈，再逐次反方向转动1圈，最后轻轻牵拉各个足趾。

（10）双手呈爪状，手指尖分别交叉搭在足趾缝间，夹持被操作者的双足部，保持15秒钟。

（11）双手由外缘抓住双足踝关节，抬高双足，3次。再把手转向踝关节背侧托住踝部向后牵引，同时左右摇动松弛骶骨关节，放松腰部，3次。

3. 反射法治疗

双足的浅表面上具有十分丰富的神经终端，每只脚上约有 7000 个。每只脚一共有 26 块骨头、19 块肌肉、33 个关节和 107 条韧带。足部血流循环不畅，回心血量减慢，代谢产生的无机废物，例如尿酸和钙，很容易形成结晶沉淀，沉积在足底。反射疗法常用作预防治疗，其作用在于镇定神经系统、缓解紧张、改善循环，为平衡能量、休息和恢复提供最佳的身体内部环境。反射疗法可以减轻肌肉的紧张和疼痛、增强血液循环、松弛足部。

1）技术手法：包括单食指扣拳法、双指钳法、拇指腹按压法、单食指钩掌法和拇指推掌法等。

（1）单食指扣拳法：是指被操作者一手扶持被操作的足，另一手半握拳，中指、无名指、小指的第 1、2 指间关节屈曲，以食指中节近第 1 指间关节（近侧指间关节）背侧为施力点，作定点顶压。此法适用于肾上腺、肾、小脑和脑干、大脑、心、脾、胃、胰、小肠、大肠、生殖腺等足底反射区。

（2）双指钳法：操作者的无名指和小指第 1、2 指关节各屈曲 90°紧扣于掌心，中指微屈后插入到被按摩足趾与另一足趾之间作为衬托，食指第 1 指关节屈曲 90°，第 2 指关节的尺侧面（靠小指侧）放在要准备按摩的反射区上，拇指指腹紧按在食指第 2 指关节的桡侧面上，借拇指指关节的屈伸动作按压食指第 2 指关节刺激反射区。靠拇指指关节的屈伸动作带动食指对反射区发力，中指不发力，只辅助衬托作用。适用于颈椎反射区、甲状旁腺反射区。

（3）拇指腹按压法：是指以拇指指腹为着力点进行按压。适用于肋骨、气管、腹股沟等反射区。

（4）单食指钩掌法：操作者的中指、无名指、小指的第1、2指关节屈曲90°紧扣于掌心，食指第1指关节屈曲，第2指关节屈曲45°，食指末节指腹指向掌心，拇指指关节微屈，虎口开大，形成与食指对峙的架式，形似一镰刀状。发力点：食指第1指关节屈曲90°后顶点的桡侧（靠拇指侧）或食指末节指腹的桡侧或食指第2指关节屈曲45°后的顶点。适用于足底反射区、足内侧反射区、足外侧反射区。

（5）拇指推掌法：操作者的食指、中指、无名指、小指的第1、2指关节微屈，拇指指腹与其他4指对掌，虎口开大。发力点：拇指指腹的桡侧。适用于足内侧反射区、足外侧反射区、足背反射区。

2）操作流程：反射疗法常用技法为"拇指行走"，即利用操作者的拇指螺纹面缓慢地在被按摩的区域内"行走"。施加的压力应稳定而有力，同时配合拇指指尖的回钩手法刺激特殊的反射点，加强局部按压力度。

（1）足部按摩：用一次性纸巾、清洁剂或湿热毛巾擦净足部，在足部涂覆按摩乳霜，行足部按摩，用纸巾、消毒湿巾或湿热毛巾清除按摩乳霜，保持足部干燥。

（2）按压腹腔神经丛反射点：按压第1、2趾骨下缘腹腔神经丛反射点2分钟。

（3）清理各区域：足跖面上的五趾趾缝到足跟部依次连线，将足跖面平均分为五个区域。操作者用大拇指从一个区域的足跟向上行走至同一区域的足趾尖，每一个区域行走2~3遍，依次行走5个区域，若某一区域的手感比较紧张，可反复行走以松弛该区域的肌肉。

（4）脊椎区行走：脊椎区位于双足内侧边缘上。以右足为例，操作者以左手从外侧缘托住足部，右手拇指沿足跖面内侧缘由足跟部行走至拇趾。然后，操作者左手手背托住足跖面，右手拇指沿足背面内侧缘由拇趾行走至足跟部。反复行走按摩 2 分钟。

（5）大拇指沿足趾行走：以右足为例，操作者左手从外侧缘托住足部，右手大拇指采用钩法，沿大脚趾由上至下操作 5 遍，每遍 20 次，再依次操作其余 4 个足趾 3 遍，每遍 15 次。

（6）按压脑垂体反射点：脑垂体反射点位于足拇趾中心点，以钩法按压脑垂体反射点，持续按压 2 分钟，滴一滴柠檬或松针精油，有助于平衡脑垂体功能。

（7）大拇指沿水平方向行走：足跖面上以第 1 跖趾关的连线为第一条水平线，自上而下依次平均分布四条水平线：肩线、横膈膜线、腰线和骨盆线，将足跖面由上到下分为 5 个区域。大拇指沿这些线条从第五区域走到第一区域，然后再从第一区域走回第五区域。在反射疗法治疗过程，每两条线之间的区域也用大拇指行走，刺激整只脚的跖面。

（8）按压甲状腺反射点：大拇指行走于和甲状腺有关的反射点上，在大脚趾的根部区域用钩法和倒推法按摩，持续按压 2 分钟。按摩后滴一滴松针、尤加利或海草精油。

（9）按压肾上腺反射点：在肾上腺反射点上直接按压 2 分钟，这个反射点就在腹腔神经丛反射点的下面，肾脏反射点的上面，靠近足的内侧面。按摩后滴一滴玫瑰、松针或迷迭香精油。

（10）用大拇指在肺反射区上行走：从第五区域的横膈膜线开始，用大拇指沿对角线行走按摩，斜穿过肺部反射区到达大足趾根部。然后，从第一区域横膈膜线开始，用大拇指沿对角线行走按摩到小足趾根部。再从第四区域横膈膜线开始，沿对角线斜穿肺部反射区按摩到第二足趾的根部。最后从第二区域横膈膜线开始，沿对角线斜穿肺部反射区按摩到第四足趾。每次使用一只手做按摩，另一只手固定足部，保持向上的位置。

（11）按压腹腔神经丛反射点并转换到另外一只脚：按住两只脚上的腹腔神经丛反射点，被操作者连作 3 次深呼吸，转为另一只脚按压腹腔神经丛反射点，保持两足之间能量的平衡。

第八节　其他按摩治疗方法

一、海洋疗法

海洋疗法是指利用天然的海水、海泥、海沙、海风及海滨的日光等海洋环境和海产品来治疗疾病，美容养肤，放松身心。

1. 海洋疗法的渊源

早在公元前古希腊人就曾进行过海水对人体作用的实验，其海水对人体有益的结论产生了极大的影响，使得当时的欧洲人都去沐浴海水，风靡一时。法国人也很早认识到用海水洗澡在治疗学上的益处，1824 年，法国人建立了用于治疗的海水加热装置。1869 年，由波拿迪勒首先提出了"海洋疗法"的概念。1960年，法国医学科学院把海洋疗法定义为："海洋疗法是把海水、海草、海底矿泥或者来自海洋的其他物质单独或者与海洋的气候相结合，用做医学治疗，或者仅利用它们的疗效来达到治疗的目的。"

2. 海洋疗法的原理及功效

海水中所含的对人体有利的矿物质比淡水中多出几倍至数十倍，海洋中藻类体内含有惊人的金属微量元素，其含量往往是陆地的高等动物体内含量的数十倍，这些物质对人体极为有益。当人体浸入海水时，高浓度重要矿物质以及海草中含有的生物活性物质便由毛孔渗入体内，使细胞内的无机物得到平衡，同时又激发细胞使其更加活跃，起到排毒、调节内分泌平衡、祛除水肿、缓解肌肉疼痛、刺激循环功能和淋巴液分泌、提高免疫力及降低机体紧张程度等作用。同时，海草对皮肤有良好的调节作用。海草中含有丰富的维生素、矿物质、氨基酸、糖、脂类等物质，具有清洁、净化、调和、收敛、软化肌肤以及增湿和保湿的功效。

3. 海洋疗法的禁忌证

海草制品的作用是通过提高血流速度来加速排毒过程，因此，存在血管、心脏方面疾病的人，或怀孕、发烧的人，可能引起并发症。少部分患有贝类过敏或碘过敏症状者也不能接受海草治疗。此外，褐藻具有很高的碘含量，患有甲状腺疾病的人，海草治疗可能会使内分泌失去平衡，需采用红藻或绿藻，或者采用身体局部治疗，以免过度刺激甲状腺。

4. 海洋疗法治疗技术

海洋疗法的治疗技术包括利用海水进行的水疗法、利用海草做的裹法治疗、利用海底矿泥做全身裹法治疗的矿泥疗法、吸入疗法、运动疗法、水上运动疗法及只吃海产品的节食方法。因海草中富含高浓度的生物活性物质，海洋疗法又以使用海草为特点，可将海草晒干后磨成的粉，或通过溶剂萃取法萃取出纯的提取物，加入到油、凝胶、润肤露、牛奶等基质中，或与海盐混合后制成水疗中的浴盐，或把提取物添加入香水做喷雾和面部的皮肤调理剂，或与石蜡混合做浸蜡治疗。如海洋矿物质是将高岭土与以凝胶为基质的海草用品混合搅拌，制成稠厚的乳霜样用品；海油是将冷榨植物油与海草粉一起加热，搅拌后摇匀，用咖啡筛过滤后即成。也可加入葡萄柚、百里香、杜松子、薄荷等精油调节香味，增加海油的治疗作用。

二、矿泥疗法

矿泥疗法是利用矿泥、泥炭和黏土的特性来进行治疗。矿泥具有保温、促进循环功能和淋巴液的分泌、协助排毒、抗炎、缓解疼痛等功效。

1. 矿泥疗法的渊源

美国的土著居民印第安人曾把温泉视为神圣之地，在圣地利用温泉和矿泥进行休息和治疗是其传统。早期欧洲移民也认识到了温泉矿泥的医疗价值，许多欧洲早期的温泉镇，因为其富含矿物质的矿泥而闻名。传统矿泥疗法是利用自然状态的矿泥，经过几个世纪的发展，矿泥经过特殊的罐槽"熟化"后，具有更显著的治疗效果。

2. 矿泥疗法的原理及功效

各种类型的矿泥治制品都有储存热量的特性，能够加热后用于身体，使身体得到放松和恢复，降低肌肉的紧张程度。本法适用于肌肉紧张和酸痛、软组织慢性病症及劳累等。其中，黏土、矿泥和泥炭具有不同的治疗特性和用途。

黏土因其颗粒非常小，有较大的相对表面以及其表面的电极性，非常容易结合水、矿物质和有机物质，是一种高性能的吸收剂。它对皮肤具有吸取作用，从皮肤表面吸取杂质和水分，同时刺激血液循环和淋巴液的分泌，对皮肤起净化作用。此外，黏土能保存热量，将黏土加热后，可以用来减轻肌肉的紧张和放松。

矿泥中也含有矿物质，其中 2%～4% 为有机物成分。治疗用矿泥浸泡在天然温泉中经过"熟化"过程，前后发生了化学成分和外观的变化，具有消炎、抗菌、缓解肌肉关节疼痛的功效，也用于皮肤病的治疗。

泥炭是苔藓样植物及其他高等植物在沼泽中经泥炭化作用形成的一种松散富含水分的有机质聚积物。它具有消炎、止痛、刺激循环功能、提高免疫力和平衡内分泌的作用。

黏土、矿泥或泥炭因其相互之间易发生化学反应，不宜混合使用，也不宜置于金属容器中使用，以免发生化学反应影响疗效。

3. 矿泥疗法的禁忌证

患有心脏疾病或其他循环系统疾病，糖尿病合并神经系统并发症及其他神经系统疾病，孕妇，发热及皮肤有破损或发炎的人，不宜应用矿泥疗法。

4. 矿泥疗法治疗技术

矿泥和泥炭涂覆完后，一般不允许直接暴露在空气中，应以塑料薄膜包裹起来，或以湿热的床单、浴巾覆盖，保持身体湿润，亦使微生物更好地发挥治疗作用。黏土因其对皮肤有吸取作用，在治疗过程中若太过干燥，不但治疗作用降低，还因吸取皮肤的水分和油脂而对皮肤造成刺激。在黏土中添加精油、药粉、天然食品等，制成配方黏土，具有不同的治疗特性，衍生出更多样的治疗用途。如薄荷黏土，在黏土中拌薄荷精油，具有清凉、镇痛、消除疲劳的作用；薰衣草黏土，在黏土中拌薰衣草精油，具有放松、镇定、平滑的疗效；黏土中拌入适量的果汁或绿茶，具有恢复、软化、提神、排毒的特性。

（1）躯干局部治疗程序：清洁局部治疗区域皮肤，局部敷湿热毛巾，温暖、湿润局部区域组织；将按摩乳霜或按摩精油涂覆在治疗区域，进行局部手法按摩治疗。清除多余的按摩乳霜或按摩精油后，将加热至 37.8℃ ~ 43.3℃ 的热矿泥涂覆到局部治疗区域；用塑料薄膜包裹治疗区域后，外裹床单或浴巾，同时可采用红外线灯、热水袋等进行热敷；15 ~ 20 分钟后，用湿热毛巾清除皮肤表面的海洋矿物质或于淋浴室淋浴清洁皮肤；涂覆润肤用品，全身手法按摩；全身香水喷雾，结束治疗。

（2）头皮及颈部治疗程序：手心加一滴精油，如柠檬、迷迭香、尤加利等，双掌心对搓至溢出香味后，双手拢起来罩在鼻子上，嘱被操作人行深呼吸。用香草液浸泡过的湿热毛巾裹住额头以上部分，另一条湿热毛巾轻轻盖住面部，熏蒸约 1 分钟；手法按摩颈部、肩部、胸部上方和手臂部；由中间分开头发，将温热的按摩油沿中缝倒在头皮上，手指用柔和的力量在头皮上行"Z"字形的按摩，刺激头皮，使头皮紧张的肌肉放松；再沿头侧与中缝平行的发缝倒入头皮按摩油进行按摩，使整个头皮上均涂满油；将温热的矿泥从发际线向后涂覆，完成后将头发盘起，以湿热毛巾裹住后，外裹干毛巾或浴巾；取下头部的毛巾，进行面部、颈部按摩；面部香水喷雾，清洗头发，结束治疗。

三、夏威夷式按摩疗法

1. 夏威夷式按摩的渊源

夏威夷式按摩因操作者按摩时所用的手法像在使用一只猫爪进行按摩，故而得名。该法始于夏威夷圣庙神父举行的一种医疗仪式。在音乐伴奏下进行舞蹈式的按摩仪式，一般要持续举行数天。夏威夷居民喜欢在人生步入一个新阶段时举行这种仪式来庆祝，以留下终生难忘的记忆。从上世纪 80 年代起，德国等欧洲国家也逐渐兴起了一股"猫爪式"全身按摩法热潮。

2. 夏威夷式按摩的特点

夏威夷按摩的特殊之处在于用小臂按摩，它属于经典按摩中的一种，力度比较大，可以让肌肉达到更深层放松。它对身体和情绪都有益，能促进血液循环，能将更多养分带入肌肉组织内，刺激淋巴系统排毒，可帮助受伤的韧带和肌肉复原。

3. 夏威夷式按摩的操作手法

在夏威夷音乐伴奏下，操作者的手指和前臂进行略呈弧形状、波浪式和旋转式的按摩，并在肌体上涂擦散发芬芳香气味的可可油——这是夏威夷猫爪式按摩法的两大特色。夏威夷妇女最喜欢用自制的可可油进行美容按摩。用几滴可可油、1 汤匙细地沙和杏仁麸，搅拌在一起，按摩手足，最后将之冲洗干净，具有光滑肌肤的功效。操作者按摩通常不沿着肌肉束的走向，而只依照其直觉进行按摩。Hula 舞是猫爪式按摩法的一个组成部分。操作者按照 Hula 舞步伐，以波浪式的动作按摩被操作者的全身。最后轻柔地摇晃被操作者的肩部和髋部。按摩通常由 2~3 位操作者同时进行，4~6 只手同时舞动 Hula 舞，对被操作者来说按摩效果更佳。

4. 夏威夷式按摩的功效

夏威夷式按摩具有使全身放松、消除身心负荷和恢复精力的奇效。此外，它也是消除痉挛、促进血液畅通和新陈代谢，从而使身体、精神和心灵三者和谐的妙方。按摩后，顿时感到犹如卸下重负般舒畅。由于使用了传统的可可按摩油进行按摩，干性皮肤者经这种猫爪式按摩法按摩，肌肤都会变得像丝绒般柔软、细腻。

四、灵点按摩疗法

（一）灵点按摩疗法的特点

欧式特色按摩的灵点按摩疗法中，关于"灵点"的概念非常类似中医的经络穴位。不过"灵点"的部位与中医传统的穴位并不完全相同，作用也不一样。灵点并非就是敏感点，灵点除了多数比较敏感之外，尚有一些特殊的生理功能。

灵点按摩疗法的特色就在于灵点的把握，灵点一般具有以下特点：①刺激按摩灵点会出现相应的生理效应；②灵点的作用迅速而持久；③灵点的形状可以是圆形，也可以是椭圆形、条形、串珠状和三角形；④灵点的反应因人而异（即存在个体差异性）。

据研究表明，人类的各种本能活动在体表都可以找到相应的灵点，按摩刺激它们可以控制某些本能活动，直接在局部刺激就有效。比如德国学者发现眼球、耳门是抑制性欲的灵点，按压眼球或耳门可以使男性的邪念消失、勃起的阴茎疲软；日本学者指出，长强和涌泉穴周围是男性的性灵点，刺激和按摩这两个部位可以迅速提高性兴奋性。

（二）灵点按摩术的种类

1. 救命灵点按摩术

这些听起来似乎非常神秘的字眼，实际上并不是故弄玄虚。即使一些高级复苏专家也不排除使用灵点按摩来挽救人的生命的可能性。许多世界权威著作也推荐刺激某些体表部位来抢救濒临死亡的病人。目前，已经被证实有效地挽救生命的灵点刺激法有掐人中和捶击胸前。

（1）掐人中：是手指掐鼻唇沟中、上 1/3 处的手法。据报道，此法可救治昏迷、休克等凶险急症。然而，近年有经验表明，如果将所掐人中穴的部位向上移至鼻中隔外缘根部，即尽量抬高掐鼻唇沟的位置，掐向鼻唇沟的最上端，其复苏效果会更好。因此，从这个意义上说，这个灵点已经不是单纯的人中穴了。

（2）胸前捶击：即指对胸骨中、下 1/3 处，以手握拳，用拳头的尺侧面捶击 2～3 次。此法非常简便，但有时可在 2～3 次的捶击中使已经停止跳动的心脏恢复跳动。正如在人的胸背部相当于第 7 颈椎和第 1、2 胸椎之处猛击一掌可以使人的心跳骤然停止一样，它对心脏的刺激是相当强烈的。在现代医学中，也把这一方法称为手工心脏除颤法，必须确认心跳已经停止后方可采用。

2. 心理灵点按摩术

心理学家在控制重大竞技场合下的紧张情绪方面做了大量研究，并且承认灵点按压有很明显的作用。现代按摩学的发展成就之一就是将心理学的成果引入了按摩学领域，现在已经证明的缓解紧张情绪的体表灵点有眉棱骨、手掌心、肩胛冈上等。

（1）眉棱骨灵点：即眼眶上缘被眉毛覆盖着的骨缘处，是一个能很快缓解心理紧张的灵点。不论升学考试、就职演说或其他紧张场合，只要在这里顺着眉毛走向，由内向外按摩眉棱骨，情绪就可以立即安定下来。按摩时，一般以自身按摩最为方便，按摩此处不仅可使人在面对紧张、尴尬的局面时心神稳定，还可以提神，使头脑趋于清醒，从而最大程度发挥智力。一般操作 1～3 分钟。

（2）掌心灵点：掌心是指双侧手掌心，按摩此处也可以使人情绪趋于稳定。其方法是：先双手对搓掌心，然后相互揉捏，再之后双手半握拳，让中指和无名指的指尖陷于各自的掌心，不一定掐出痛感，只要自己感觉到掌心有刺激感便可以。此法具有缓解紧张情绪、振奋精神、提高反应灵敏性、增加爆发力的作用，可以在体育运动中广为应用。

（3）肩胛冈上灵点：指双侧肩胛骨上半部分的中央约 $4 \times 2cm^2$ 的部位。这个灵点的安神作用在接受别人按摩时最为明显。以一只手按压其肩，用较大的力量有节奏地按压，或者在该处拍打几下，就可以使受术者紧张情绪得到相当程度的放松，而且可以增加其勇气。

3. 止痛灵点按摩术

（1）牙痛灵点：双侧面颊咬合肌群凸起处，按摩时由轻到重地环形揉动 5~15 分钟。

（2）头痛灵点：在患者头部由前至后，由左至右，以方阵形点按头部，然后询问何处为按压时的最胀痛处，该处即为灵点，可重点刺激。如未发现灵点，可以对双侧太阳穴及周围、双侧风池穴及周围进行刺激。

（3）腹痛灵点：遍摸腹部，如有包块，则适当按压揉运，如果其形状改变，则为灵点；若包块较硬且不变形，则不能视为灵点。若没有包块，则将双侧腰部肌群在腹部外侧的肌束作为灵点，双手迅速拿住灵点，然后快速滑脱。此法对胆绞痛、输尿管绞痛之类的腹部疼痛效果明显。

（4）腰痛灵点：顺腰背部由上而下地抚摸按压，发现最痛处则视为灵点，对之由轻到重地进行揉按，同时自上而下地分筋按摩 15~30 分钟。若无明显痛点，则令患者前后俯仰、左右摆动和摇转，在运动中发现痛点。

（5）三叉神经灵点：在外耳道正前方 $2 \times 3cm^2$ 处，寻找的技巧在于以此处酸胀感掩盖三叉神经痛感。按摩 30 分钟以上可以使整个面部麻木，从而缓解三叉神经疼痛。

参考文献

［1］冯燕华. 试论中医推拿与西方按摩的异同和发展. 按摩与康复医学［J］. 1999, 1 (4).

［2］陈剑. 中西医结合式按摩图解［M］. 广州：广东科技出版社, 2000.

［3］王富春, 付筱笙. 欧式按摩图解［M］. 北京：人民卫生出版社, 2001.

［4］蒋玲芳. 中医推拿和西方按摩. 浙江中医学院学报［J］. 2001, 25 (1).

［5］杨茂友. 正常人体解剖学［M］. 上海：上海科技出版社, 2008.

［6］Marian Wolfe Dixon, 著. 李德淳, 赵晔, 李云, 主译. 肌筋膜按摩疗法［M］. 天津：天津科技翻译出版公司, 2008.

［7］Donald W. Scheumann, 著. 徐健, 译. 深层组织及神经肌肉按摩疗法［M］. 天津：天津科技翻译出版公司, 2008.

［8］Anne Williams, 著. 徐健, 译. SPA 按摩疗法［M］. 天津：天津科技翻译出版公司, 2008.